Dembele Salimata Keita

Sois une Jeune Fille Parfaite

Dembele Salimata Keita

Sois une Jeune Fille Parfaite

Tu les surpasses toutes! Manuel d'instruction pour adolescentes et jeunes filles

Éditions Vie

Imprint
Any brand names and product names mentioned in this book are subject to trademark, brand or patent protection and are trademarks or registered trademarks of their respective holders. The use of brand names, product names, common names, trade names, product descriptions etc. even without a particular marking in this work is in no way to be construed to mean that such names may be regarded as unrestricted in respect of trademark and brand protection legislation and could thus be used by anyone.

Cover image: www.ingimage.com

Publisher:
Éditions Vie
is a trademark of
International Book Market Service Ltd., member of OmniScriptum Publishing Group
17 Meldrum Street, Beau Bassin 71504, Mauritius

Printed at: see last page
ISBN: 978-613-9-58936-4

Dembélé Salimata Kéita

SOIS UNE JEUNE FILLE PARFAITE

Tu les surpasses toutes !

Manuel d'instruction pour adolescentes et jeunes filles.

Education à la Vie Affective (EVA)

Edition : Femme – Lumière -Vie (FLvie)

2020

DEDICACE

Je dédie cette œuvre à la mémoire de ma chère amie et sœur
Dembélé Hawa Evelyne Tessougué en reconnaissance de son engagement
Pour la cause des adolescents et des jeunes.

TABLE DES MATIERES

Préface 4

Introduction..5

Chapitre 1 :Jeune fille , tu es précieuse..7-11

Chapitre2 : Découvre ta personnalité...12-23

Chapitre 3 ; Prends soin de ton etre intérieur 24-30

Chapitre4 : Dieu t'aime et a un plan merveilleux pour toi........................31-34

Chapitre 5 : A la découverte de ton corps de femme...............................35-41

Chapitre 6 :Ainsi commence la vie.. .42.52

Chapitre 7 : Et Dieu créa l'Amour...53-67

Chapitre 8 : Quand l'amour fait mal !.. 68-71

Chapitre 9 : Des jeunes filles insensées...72-74

Chapitre10 : Des jeunes filles modèles..75-78

Chapitre 11 : Méditation de la Parole de Dieu...79-83

Chapitre12 : trucs et astuces..84-88

Conclusion...89.

Remerciement 90

Sites utiles...91.

Préface

Naïveté, pressions, instabilité ... Les défis de la jeune fille dans la société sont énormes.

Beaucoup de filles se trouvent par moment dans des situations difficiles : blessures morales, psychologiques, émotionnelles, abandon d'études, désertion de l'église, mariages compliqués, etc. Les causes de telles situations sont nombreuses. Il y a d'abord la mauvaise gestion de la sexualité traduite par une prise de conscience tardive de son état de jeune fille, la naïveté face aux hommes, l'influence du monde actuel, etc. A la gestion de la sexualité il faut ajouter les pressions socio-culturelles marquées par les mariages arrangés ou forcés (domination écrasante des parents), la rébellion de certaines jeunes filles contre les parents, la pression de l'âge qui avance surtout en rapport avec le mariage, la difficile insertion des filles-mères, etc.

Toutes ces causes font que souvent la jeune fille chrétienne perd son identité de fille de Dieu et ne peut plus être un outil d'action et de transformation entre les mains de Dieu.

Le but de ce livre est d'aider nos jeunes filles à faire des choix et adopter des comportements éclairés par la parole de Dieu. Celles qui ont été déçues et blessées par des situations y trouveront guérison divine et restauration.

Dr jacques Bonzi Schemaeza, président de la Jeunesse des Eglises de l'Alliance Chrétienne du Burkina Faso.

Introduction

Dur, dur, dur d'être jeune fille !

Nous avons fait un sondage auprès de 800 adolescentes et jeunes filles lors de deux camps bibliques dans deux pays : le Burkina -Faso et la Cote d'Ivoire.

La similitude dans les réponses est effrayante.

1.Qu est-ce que tu aimes dans le fait d'être jeune fille ?

C'est la période de la vie pendant laquelle on peut tout avoir avec les hommes !

Ils sont prêts à te donner même la lune !

Tous se retournent à notre passage ! on les attire comme un aimant !

Je me sens désirée et j'en suis flattée.

Dommage que cette période soit si courte !

2. Qu'est -ce que tu n'aimes pas dans le fait d'être jeune fille ?

Chaque homme qui te voit pense que tu peux être sa chose, il te désire juste pour satisfaire leurs désirs.

Ils pensent que nous sommes leurs jouets ;

Ils nous proposent de l'argent en échange de notre jeunesse comme une vulgaire marchandise.

Les femmes voient en nous des voleuses de maris, des concurrentes

Elles sont jalouses de notre jeunesse !

Personne ne nous fait confiance, surtout nos parents.

Ils nous traitent de menteuses même quand nous disons la vérité au sujet de nos sorties.

Selon le constat général, il est dur, dur, dur d'être jeune fille dans notre contexte !

Chapitre 1 : Jeune fille, tu es précieuse !

Toi qui te sens insignifiante,

Toi qui penses que la vie ne vaut pas la peine d'être vécue,

Toi qui te sous-estimes sans cesse,

Toi qui penses que tu n'as rien réussi dans ta vie,

Toi qui te lamentes sur ton sort,

Toi qui penses que les autres valent mieux que toi,

Toi qui juges que ta situation de couple est désespérée,

Toi qui regardes tes difficultés financières comme un gouffre sans fin,

Toi qui ne trouves pas de travail malgré tes compétences et/ou tes diplômes,

Toi qui estimes que ta situation actuelle est bloquée ,

Toi qui penses que ton avenir est sans issue.

J'ai une bonne nouvelle pour toi. Jésus te dit que tu es précieuse à ses yeux et qu'il a un projet de bonheur pour ta vie.

Jésus le Bon Berger te connaît, il t'appelle par ton nom. Il te dit que tu t'es assez lamentée, tu as assez pleuré. Maintenant, viens te blottir dans ses bras d'amour afin qu'il te remplisse de son amour inconditionnel et loue le Seigneur car tu es une créature si merveilleuse comme il est écrit au Psaume 139 verset 14.

N'écoute plus ce que tu crois que tu es. N'écoute plus ce que les autres croient que tu es.

Si tu lis ces lignes, c'est que le moment est arrivé pour toi, de croire ce que Dieu dit que tu es. Dieu te dit dans Esaïe 43 au verset 4 **: « Tu as du prix à mes yeux, parce que tu es honoré(e) et que je t'aime ».**

Alors, quand tout va mal, que tu ne sais plus où donner de la tête, ma prière est que tu te cramponnes aux paroles de Dieu pour ta vie. Regarde à Jésus qui te dit que tu es précieuse à ses yeux. Crois en ces paroles car Jésus n'est pas un menteur, et tu verras la gloire de Dieu.

Tu es l'œuvre d'art de Dieu, ne l'oublie jamais !

Dieu t'a créée avec beaucoup de soin. Tu es unique, sur cette terre, personne n'est exactement comme toi ! c'est toi l'originale, la pièce de grande valeur créée à l'image de Dieu ton créateur.

A méditer :

C'est toi qui as formé mes reins, Qui m'as tissé dans le sein de ma mère.

Je te loue de ce que je suis une créature si merveilleuse. Tes œuvres sont admirables, Et mon âme le reconnaît bien.

Mon corps n'était point caché devant toi, Lorsque j'ai été fait dans un lieu secret, Tissé dans les profondeurs de la terre .Psaumes 139 :13-15.

Exercices à faire en petits groupes

1. Relèves 3 qualités de ta voisine et dis le lui, les autres observent et disent s'ils sont d'accord ou pas.

   La voisine aussi fait la même chose. A la fin, chacun partage avec les autres ce qu'il a ressenti en entendant ces paroles.

2. Relèves 5 talents ou dons (ce que tu sais bien faire) et 5 qualités que tu possèdes . Remercie le Seigneur pour chaque talent et qualités.

3. Quelle est la partie de ton corps que tu aimes le plus ? Quelle est la partie que tu aimes le moins ? Dis merci à Dieu pour les parties de ton corps que tu aimes et pour les belles choses de ta vie : beaux cheveux, beau teint ...

4. Si Dieu avait demandé ton avis, tu serais un garçon ou une fille ? justifie ta réponse.

Apprends à aimer et à apprécier la merveilleuse créature qui es toi.

Estime de soi :

L'amour de soi est l'élément le plus important. S'aimer ne souffre aucune condition : on s'aime malgré ses défauts et ses limites, malgré ses échecs : c'est l'amour « inconditionnel » de soi, qui ne dépend pas de nos performances. C'est ce qui permet de nous reconstruire après un échec. Il n'empêche pas la souffrance mais protège du désespoir.

Pour Dieu, tu es une pièce unique ! personne n'est exactement comme toi sur les milliards d'individus qui peuplent la terre. Dieu t'a façonnée avec beaucoup de soin et d'amour. Tu dois réaliser et accepter cette vérité biblique et cesser de te minimiser, d'être complexée par ton physique. Demande à Dieu de t'aider à te voir avec Ses yeux à Lui.

La vision de soi :

C'est le regard que l'on porte sur soi ; la conviction (pas forcément fondée) que l'on a de qualité ou de défauts, de potentialités ou de limitations.

Si la vision de soi est positive, c'est un moteur, une force intérieure. Dans le cas contraire, c'est le pire des freins.

Ce regard que nous portons sur nous-mêmes nous vient des projets que nos parents et notre environnement familial portaient sur nous.

Les êtres humains te regardent à travers un miroir cassé, l'image qu'ils ont de toi est déformée. Le meilleur regard est celui de Dieu ton créateur et ton père. Lui porte sur toi un regard d'amour.

" De loin, l'Eternel se montre à moi : je t'aime d'un amour inconditionnel, c'est pourquoi je te conserve ma bonté." Jérémie 31 :10.

Confiance en soi.

La confiance en soi est plutôt liée à nos actes. Avoir confiance en soi c'est penser qu'on est capable d'agir de manière adéquate dans telle ou telle situation. C'est plutôt une conséquence de l'amour et de la vison de soi.

Exercices :

- Dresses la liste de tes points forts (tes qualités et compétences) sois réaliste.
- Remercie le Seigneur pour chaque qualités, talents et dons et demande lui des occasions pour les utiliser pour son service.
- Prie pour tes points faibles et demande lui de t'aider à les surmonter.

Etudes bibliques :

I. Lire le psaumes 139 :13-16.

1. Qui parle dans ce texte ? A qui parle -t-il ?
2. Relever les mots qu'il utilise au verset 13 pour décrire comment Dieu l'a créé. Qu'est -ce que ces mots révèlent sur la manière dont Dieu nous a créé ?
3. Comment se qualifie-t-il au verset 14 ?
4. Quelles leçons peux-tu tirer de ce texte ?

Lectures complémentaires : Genèse 1 :26 à 27 ; Ephésiens 2 :10.

Dangers sur le chemin de la vie.

De nombreux dangers jalonnent le chemin de ta vie. Ils ont pour nom :

- L'alcool : tes camarades peuvent t'inviter à un anniversaire, au bal de fin d'année ou toute autre fête. Très souvent à ces occasions les boissons alcoolisées sont servies et présentées à tout le monde. Ne pas faire comme les autres peut être perçu comme un signe de faiblesse, de manque de classe. Ne te fies pas aux publicités mensongères qui présentent l'alcool comme étant source de bravoure, c'est tout le contraire.

- **La cigarette** : de plus en plus de filles fument aujourd'hui, certaines ont juste voulu essayer ! elle se disait '' ca fait classe'' ! puis elles sont tombées dans la dépendance, elles ne peuvent plus s'en passer et en souffre terriblement.
  Toi, tu es spéciale ! tu n'as pas besoin de ce petit bout de papier enroulé pour exprimer ton mieux-être ! Tu es précieuse, tu as de la grande valeur aux yeux de ton créateur ! Les produits chimiques présents dans la fumée du tabac limitent la capacité du sang à transporter l'oxygène dans le corps. Ta peau va avoir des rides et tu vas vieillir prématurément. Le goudron et la nicotine vont noircir tes jolies dents et les ongles de tes mains.
  En plus, la cigarette va te donner une mauvaise haleine . comme tous les fumeurs tu vas dégager une mauvaise odeur malgré les meilleurs parfums du monde. Or toi tu es une jeune fille parfaite ! La cigarette est aussi la cause première des cancers de la bouche et de la langue.

- La drogue : pendant les examens , des camarades viennent avec des comprimés qui, selon eux, peuvent t'aider à bosser sans dormir ! parfois ce sont des boissons qui donnent beaucoup d'énergie et font respirer la pleine forme. Mais fais attention aux conséquences. Progressivement ton organisme va réclamer encore plus et tu risque de te retrouver dans la dépendance de la drogue. Dieu a créé le corps humain avec des temps de travail et de repos. En forçant ,tu provoque des déséquilibres dans ton système. Tu n'as pas besoin de stupéfiant ! aies une vie équilibrée et disciplinée.

- La sexualité désordonnée qui conduit aux grossesses non voulues et aux Maladies

Sexuellement Transmissibles. Ne tombe pas dans le piège de vouloir faire comme ces filles qui changent de petit copain chaque mois. Aujourd'hui à cause des portables, des réseaux sociaux (facebook, Twitter, whatsapp...) les gens facilement en contact les uns avec les autres. Il faut être très vigilante ! ne réponds pas au sms qu'un inconnu t'envoie sur ton portable. Tu n'es pas obligée de répondre à toutes les invitations , ni de donner ton numéro de téléphone à n'importe qui. Souviens-toi que tu es une jeune fille parfaite ! Tu les surpasses toutes !

- Les avortements clandestins aux conséquences multiples . plus tard il te sera difficile et même impossible d'avoir des enfants quand tu souhaiteras .

  Le mieux c'est de te concentrer sur tes études et tes objectifs afin de bâtir un avenir meilleur . la sexualité est une bonne et belle chose créée par Dieu . Cependant, elle peut entrainer des blessures profondes si tu t'y engages sans aucune préparation .

- Les grossesses de jeunes filles : devenir mère est un projet qui se prépare à deux avec un mari . malheureusement, beaucoup d'adolescentes se retrouvent enceinte suite à des relations sexuelles sans lendemain.
  La jeune fille est contrainte d'arrêter ses études pour se consacrer à son rôle de maman. Dans certains cas, l'auteur de la grossesse fuit ses responsabilités. Les parents se désengagent et laisse la jeune fille se débattre seule. Toutes ces situations peuvent briser les rêves de nombreuses adolescentes et jeunes filles. Toi, fais attention cat ru es une jeune fille parfaite !
- La mauvaise utilisation du téléphone portable : ce danger m'a interpellée la semaine dernière . une adolescente morte électrocutée. Son téléphone est tombée dans l'eau de son bain alors qu'il était en charge.

  Aujourd'hui tout le monde est devenu accroc au portable. Attentions aux dangers que sa mauvaise utilisation. Tu mets des écouteurs à tes oreilles dans la rue, tu n'écoutes que ta musique ! Tu risque d'être renversée par une voiture ou atteinte par un danger qui vient derrière toi

  Il ne faut pas communiquer avec un chargeur branché, manipuler un téléphone branché avec les pieds et les mains mouillés.

Exercice à faire en groupes : (chaque groupe travaille sur un danger)

1. Relever un danger qui se trouve sur votre chemin en tant que jeune fille
2. Proposez des solutions pratiques pour faire face à ce danger.

ÉTUDE BIBLIQUE : L'HISTOIRE DE TAMAR

Les violences sexuelles ne se produisent pas uniquement dans notre société actuelle. Elles se sont produites tout au long de l'histoire. Ce qui est arrivé à Tamar illustre une série d'événements qui ont abouti à un acte dévastateur : le viol de Tamar. Cette étude biblique peut être utilisée pour mobiliser les Églises et les communautés sur les questions liées aux violences sexuelles, et briser le silence qui entoure souvent ce sujet.

Lisez 2 Samuel 13:1-22

L'histoire de Tamar est une histoire explicite de violences sexuelles orchestrées dans le foyer de David. La responsabilité en incombe à un demi-frère qui est plein de convoitise envers sa demi-sœur, Tamar. Il admet sa passion pour Tamar et on lui conseille d'inventer une histoire qui lui facilite l'accès à Tamar. Les violences sexuelles qui s'ensuivent ont des conséquences graves sur Tamar ; elle déchire sa robe et se couvre de cendres, symbole d'affliction à la suite de ce viol. Cette histoire est un rappel que les violences sexuelles sont une violation des droits humains. Ensemble, en partenariat avec toutes les survivantes de violences sexuelles, nous devons nous élever contre ces violences et nous montrer fermes.

Nous devons nous unir dans la prière et dans l'action pour la justice et la restauration des relations brisées.

DISCUSSION

En petits groupes, discutez de ce dont parle le passage biblique. Puis réfléchissez tous ensemble aux questions suivantes :

- Qui sont les personnages de cette histoire, et que savez-vous à leur sujet ?
- Quel est le rôle de chaque personnage masculin dans le viol de Tamar ?
- Que dit et que fait Tamar ? Pourquoi agit-elle de cette façon ?
- À quels moments de l'histoire cet abus sexuel aurait-il pu être évité ?
- Tamar s'est opposée à ce viol avant qu'il ne se produise, et l'a dénoncé après. Quelles réactions a-t-elle suscitées ? Dans notre culture, comment les hommes réagissent-ils envers les femmes qui disent ce qu'elles pensent ?

QUE POUVONS-NOUS APPRENDRE DE CETTE HISTOIRE ?

Amnon abuse de son pouvoir et de son autorité pour obtenir ce qu'il veut, en dépit du mal causé à Tamar.

Le silence des personnes impliquées dans cette histoire est honteux. Dans notre société, les chrétiens ne doivent pas rester silencieux s'ils savent que des actes de maltraitance sont commis, quoi que cela puisse leur coûter.

Le rôle de Tamar dans son foyer la rend vulnérable : elle ne peut refuser de cuisiner ni de servir cet homme. Les jeunes, et plus particulièrement les filles, sont très vulnérables aux violences sexuelles. Nous devons veiller à ce qu'elles soient conscientes des risques dès leur plus jeune âge et qu'elles bénéficient d'une protection efficace au sein de nos familles et communautés.

Les violences sexuelles peuvent être perpétrées n'importe où, même au sein des foyers chrétiens et des Églises. (David était un homme de Dieu, et pourtant cela n'a pas empêché que des violences sexuelles soient perpétrées sous son toit.) Il est important de sensibiliser les gens au fait que les survivantes ne sont PAS responsables des violences qu'elles subissent.

SUJETS DE PRIÈRE

Priez pour la guérison de la souffrance physique, mentale et émotionnelle provoquée par les violences sexuelles.

Priez pour la protection des filles qui, comme Tamar, sont vulnérables aux violences sexuelles.

Priez que des hommes et des femmes de Dieu compatissants dénoncent les violences sexuelles et cherchent à protéger les personnes les plus vulnérables.

Chapitre 2 : Découvre ta personnalité (Qui suis -je ?)

Tu es créée à l'image de Dieu :

Tu as un corps : la partie visible

Tu as une âme, siège de tes émotions, sentiments et ta volonté

Tu es un être rationnel : tu as une intelligence

Tu es un être social : Dieu t'a créée pour vivre en société

Tu as un esprit par lequel tu entre en contact avec le monde spirituel.

C'est l'ensemble de ces différentes parties qui forme ta personnalité. Nous allons les étudier en détail et t'aider à prendre soin et à développer chaque partie de ta personnalité unique.

Découvre et prends soin de ton corps !

Ton corps est la partie visible de toi, c'est par le corps que tu entres en contact avec le monde physique. Ton corps est le reflet de ta personnalité. Il est donc important de prendre grand soin de ce trésor qui est ton joli corps. Tout va commencer par une bonne hygiène , de bonnes habitudes alimentaires, la pratique du sport et bien d'autre bonnes idées pour que ton corps soit en bon état.

Hygiène du corps :

Il fait très chaud dans nos pays et il y a aussi de la poussière dans nos rues. Il est donc nécessaire de se laver avec de l'eau et du savon 2 fois par jour. Le soir surtout, après une journée passée au soleil, avec la sueur et les poussières. Une bonne douche matinale au réveil te rafraîchis pour la nouvelle journée qui commence.

Utilise une éponge assez souple pour ne pas agresser ta peau et du savon selon ta préférence. Souviens-toi que tu dois éviter les savons et crèmes éclaircissants qui vont à la longue gâter ton joli teint. Choisis les savons et les pommades que tu supportes, pas forcément ceux que ta camarde utilise ! chacune a son type de peau.

Il existe beaucoup de bonnes pommades et lait pour le corps sur le marché à des petits prix qui vont te rendre belle et en bonne santé.

Fais tout pour avoir tes propres effets de toilettes : brosse à dents, éponge, serviette (ne les partage avec personne) !

- **Tes dents** : il est bien de se brosser 2 fois par jour pour enlever les débris d'aliments restés entre les dents. Le matin au réveil et surtout le soir un bon brossage des dents et de la langue : du haut vers le bas, avec un dentifrice ou un cure-dent pour avoir une bonne haleine et sentir bon.

  Choisis une brosse à petit tête, c'est plus pratique . Évite les brosses dures, elles vont blesser tes gencives. Il te faut changer de brosse tous les 3 mois, arranges-toi pour toujours une brosse en réserve, elle peut tomber dans la douche ! trouve un moyen pour protéger ta brosse à dents des cafards, fourmis et souris qui habitent avec nous.

Exercices : 1. communiques tes astuces pour protéger ta brosse à dent, ton savon , ton éponge.

2. Connais tu une recette pour fabriquer un savon naturelle ou une pommade saine ?

Ton défi : Être une jeune fille propre et belle !

Pour être une jeune fille propre, tu dois veiller sur l'hygiène de ton corps :

Tes cheveux : Si tu as des cheveux longs avec des tresses, veilles à ce qu'ils soient toujours propres **.** les tissages et les tresses avec des mèches ou la laine peuvent être des nids de microbes à cause de ta sueur.

Tu peux faire un shampoing une fois par semaine en prenant soin de bien sécher les cheveux.

Evites les coiffures extravagantes avec des mèches très longues et multicolores. Cette coiffure te fait ressembler aux filles vulgaires et bruyantes qui cherchent à se faire remarquer partout. Toi, tu es une jeune fille parfaite !

Tes oreilles.

Ton oreille est fragile, il faut en prendre grand soin. Par souci d'hygiène , n'introduit pas des objets pointus dans ton oreille pour le rendre propre en enlevant ce qu'on appelle " déchets de l'oreille" ou cérumen.

Il emprisonne ainsi les poussières et bactéries avant qu'elles n'atteignent le fond de l'oreille et ne provoquent une infection.

Chargé en impuretés, le cérumen remonte doucement vers l'orifice externe où il **s'écoule.**

Il ne faut jamais tenter d'extraire le bouchon soi-même avec un objet : allumette, aiguille, coton-tige... On risque en effet d'abîmer le conduit auditif externe, voire de percer le tympan.

Les bons gestes d'hygiène de l'oreille

Comment se nettoyer les oreilles ?

Pour ne pas se blesser en se nettoyant les oreilles, il convient de respecter quelques règles :

On ne doit **jamais dépasser l'entrée du conduit auditif** au risque de se blesser.

Le mieux est de se **nettoyer à l'eau tiède** sous la douche et de **sécher l'oreille** avec sa serviette.

L'utilisation du coton-tige doit être délicate et se cantonner au pavillon de l'oreille et à l'entrée du conduit auditif. S'il est enfoncé plus loin dans le conduit, son utilisation répétée peut provoquer des bouchons de cérumen. Surtout, **une mauvaise manipulation du coton-tige peut entraîner des lésions, voire une perforation du tympan**.

L'outil le plus adapté, et toujours à portée de main, reste l'**auriculaire (le petit doigt)**. Dans ce cas, l'hygiène des mains est primordiale. On placera un mouchoir sur le bout du doigt pour retirer l'excès de cérumen.

On n'a pas besoin de nettoyer son oreille tous les jours. Une fois par semaine suffit.

Source : https://soin-du-corps.ooreka.fr/comprendre/hygiene-oreille.

Exercices d'application :

1. Explique au groupe comment tu prends soin de tes cheveux

- Une qui a les cheveux courts
- Une qui porte un tissage
- Une qui a des tresses...

2. Selon toi, pourquoi est -il important de prendre soin de ses cheveux ?

3. Expliques comment tu nettoies tes oreilles (2 ou 3 personnes)

Relever les dangers de chaque méthode.

5. Lire 1 Corinthiens 6 :12-20 et répondre aux questions suivantes :

Qui parle dans ce texte et à qui parle-t-il ?

1. Comment comprenez-vous le v.12 ? lire aussi 1 corinthiens 10 :23.
2. D'après le v.13 et 15, à qui appartient notre corps ?
3. D'après le v.15,16 et 18, comment je peux utiliser les membres de Christ pour en faire des membres de la prostituée ?
4. Comment je peux fuir l'impudicité ? v17 – donner des exemples concrets.
5. Mémoriser le verset 20 : Quelles leçons pouvons-nous tirer du verset 20 ?

Tes mains :

Le lavage des mains, un geste indispensable encore trop négligé

Bien que recommandé par l'Organisation Mondiale de la Santé (OMS), comme la mesure d'hygiène la plus importante pour prévenir la transmission de certaines infections, le lavage des mains n'est pas encore systématique dans le quotidien des personnes.

De manière générale, les bonnes habitudes en matière d'hygiène des mains sont plus présentes chez les femmes et les personnes âgées de 35 à 49 ans, contrairement aux hommes et aux jeunes entre 15 et 24 ans qui s'avèrent moins vigilants.

Se laver les mains doit être un réflexe dans les cas suivants :

- Quand tu rentres de l'école, de l'atelier ou du culte après avoir pris un véhicule de transport en commun et saluer de nombreuses personnes
- Quand tu sors des toilettes
- Avant de manger, de préparer le repas, après une visite à l'hôpital.

Comment se laver les mains ?

Pour bien se laver les mains il te faut

- du savon (en poudre, liquide, dur ...)
- de l'eau propre
- Une serviette propre pour sécher les mains.

Si tu n'as d'eau courante sortant d'un robinet, tu peux utiliser deux récipients : un grand vase pour contenir l'eau et un petit pot pour recueillir l'eau et la verser sur tes mains. Si vous êtes plusieurs, on peut se verser l'eau sur les mains à tour de rôle.

Ce n'est pas hygiénique de plonger toutes les mains dans le même récipient . Les autres récupèrent les microbes du premier qui a lavé ses mains.

Il faut éviter d'essuyer les mains avec la même serviette , il vaut mieux garder ses mains mouillées que d'utiliser une serviettes sale pour les essuyer.

Tes aisselles et entre tes cuisses :

Tes aisselles et tes entre-cuisses sont des nids de microbes à cause de la sueur et de l'humidité.

La peau des aisselles est sensible et délicate. Elle a tendance à s'obscurcir, ce qui est peu esthétique. Certaines jeunes filles transpirent beaucoup, ce qui provoquent des vilaines taches sous les aisselles. Il est donc important de prendre soin de tes aisselles. Les aisselles peuvent souffrir des produits chimiques que nous utilisons au quotidien ou s'abîmer par simple négligence. Bien que les tâches des aisselles puissent s'enlever, il vaut mieux éviter qu'elles n'apparaissent. C'est pourquoi, nous avons décidé de te donner quelques conseils utiles que tu saches comment prendre soin de tes jolies aisselles.

Les aisselles

Des aisselles foncées ou tachées sont une préoccupation esthétique pour les femmes. Mais sachez qu'il existe des solutions alternatives naturelles pour éclaircir les aisselles.

Ce problème n'a généralement pas de conséquence sur la santé des personnes qui en souffrent. Mais il entraîne des complexes chez certaines femmes, particulièrement celles qui ont la peau claire

Les aisselles foncées sont souvent le résultat d'une mauvaise hygiène au niveau de cette zone du corps. Ou bien d'une transpiration excessive, de l'usage de certains déodorants, de cellules mortes de la peau, de facteurs héréditaires, etc.

Pour obtenir des résultats satisfaisants grâce à nos remèdes naturels, il est conseillé de se laver préalablement les aisselles. Il faut éviter aussi les déodorants qui contiennent de l'alcool et les rasoirs, et enfin maintiens un régime équilibré et des habitudes saines. Tu peux utiliser une petite paire de ciseaux ou une crème épilatoire.

Comment éclaircir les aisselles et entre cuisses foncées ou tachées ?

L'eau oxygénée

L'eau oxygénée est un produit idéal pour éliminer les taches et éclaircir les aisselles , entre les cuisses et sous les seins. Elle leur redonne également le ton clair qu'elles méritent. Ce produit se trouve très facilement, et contribue également à supprimer les mauvaises odeurs dans cette partie du corps.

Le citron :

L'acidité du citron aide à retirer les cellules mortes qui s'accumulent sous les aisselles. Ce qui permet d'éclaircir la peau et de réduire visiblement les taches présentes dans cette zone. Il te suffit de couper le citron en 2 et de frotter tes aisselles, entre tes cuisses, le repli des fesses . Tu peux appliquer le citron directement ou imbiber un coton dans du jus de citron.

L'huile de coco :

La vitamine E contenue dans l'huile de coco agit comme un blanchissant naturel si elle est utilisée avec assiduité. Pour obtenir des résultats visibles, il est conseillé de l'utiliser quotidiennement en effectuant des petits massages pendant 15 minutes, avant de se doucher.

Il faut utiliser un bon déodorant que tu supportes, certains sont agressifs pour certains types de peau. Tu peux aussi te mettre du talc sous les aisselles, entre les cuisses et sous les seins ! ça rafraîchit !

Faire ta toilette intime :

Prendre soin de sa partie intime, est très importante pour la jeune fille parfaite que tu es. Ceci te permet d'être en bonne santé, d'avoir plus tard un mari et des enfants en bonne santé. En plus, tu sentiras bon et bien dans ta peau de jeune fille.

Pour moi les parties intimes c'est :

•mon sexe

• la partie **cachée** de mon corps

• la partie de mon corps qu'**on ne voit**

pas facilement, que je n'expose pas

• **privé** : où je ne donne pas accès aux

autres sans autorisation.

À quel moment je me lave ?

• quand je me sens **sale**

• quand j'ai l'impression de **sentir**

mauvais

• chaque fois que je change ma

protection hygiénique **pendant mes**

règles.

Je dois me changer régulièrement, surtout les premiers jours des règles car le sang coule beaucoup. Je garde toujours dans mon sac des serviettes périodiques , du savon , des mouchoirs jetables et un déodorant.

Pour garder longtemps mes jolis slips, j'utilise des anciens slips ou des slips de couleur sombre faciles à laver.

Comment je me sens quand je suis lavée ?

• je me sens à l'aise

• je me sens propre

• je me sens bien

• je suis détendue.

Je me lave les parties intimes avec :

• de l'eau propre sinon je peux avoir des infections

• du savon doux (neutre)

• la main, un gant de toilette, un pot propre

• des produits spécialement conçus pour la toilette intime.

Il ne faut jamais introduire l'éponge ou un autre objet à l'intérieur de ton corps de femme pour bien le laver. Ce n'est pas nécessaire ! il se nettoie lui-même !

Limites toi aux parties externes, tu peux utiliser de l'eau tiède , pas forcément très chaude, ça va te bruler la peau sensible de cette zone. Tu n'as besoin d'injecter de l'eau ou autre produit dans ton vagin. Il est propre.

Tu peux frotter doucement entre tes cuisses et sous tes fesses avec la moitié d'un citron coupé.

Combien de fois par jour je me lave ?

• 1 ou 2 fois par jour ou plus

• le matin et le soir

• après mes besoins naturels.

Laver tes parties intimes ne prend pas plus d'1 minute. Chaque fois que tu prends ta douche, quand tu vas au toilettes ,tu en profites pour enlever les restes d'urine et de selles.

Parfois quand tu laves tes parties intimes, tu sens certaines choses qui te mettent mal à l'aise :

• ça te gratte, tu as des démangeaisons

• ça te pique

• Tu as des rougeurs

• Tu saignes parfois

• il y a des gonflements

• ça sent mauvais

• Tu as des pertes blanches, parfois jaunes.

• ça brûle quand tu urines.

« Je me sens mal à l'aise et même si je me lave souvent, ces problèmes reviennent toujours. »

Pourquoi ces problèmes ?

Pourquoi mon corps réagit-il ainsi ?

• parfois je me lave **trop fort** ou **trop**

souvent

• parfois• parfois j'utilise des produits qui

Irritent mes parties intimes

• parfois la manière dont je lave mes parties intimes peut favoriser une infection.

Tout cela détruit ta protection naturelle. Et les pertes blanches sont normales.

« Les pertes blanches peuvent être plus ou

moins abondantes, elles sont transparentes et

sans odeur. Si elles changent de couleur ou

sentent mauvais, il faut en parler car il peut

s'agir d'une infection ou de champignons. »

Tes parties intimes sont constituées d'une muqueuse comme la bouche ou le nez. Elles doivent être humides. C'est normal.

Quand tu vois un de ces signes, il faut arrêter d'utiliser le produit et faire sa toilette avec l'eau simple.

Comment éviter ces problèmes ?

• éviter les produits qui irritent

• éviter les lingettes humides

• se laver simplement à l'extérieur

• se laver avec de l'eau claire et propre

• porter des culottes en coton

• éviter de porter des strings

• si les problèmes continuent aller chez le médecin.

Gestes utiles pour toutes les jeunes filles parfaites.

Aux toilettes :

- Toujours bien s'essuyer de l'avant vers l'arrière sans rentrer à l'intérieur.

- Faire attention pour ne pas ramener les microbes des selles dans le vagin
- Utiliser du savon neutre et avec des gestes doux pour ne pas agresser cette partie sensible
- Rincer avec de l'eau claire et propre, froide ou tiède.

Attention ! les replis de l'anus contiennent

des microbes qu'il ne faut surtout pas

ramener vers l'avant. Sinon on risque des

infections vaginales.

Garder les vulves des filles intactes comme elles sont nées :

- les lèvres du vagin sont une

protection naturelle (un peu comme la paupière protège l'œil) ;

- elles servent à humidifier le vagin et à stopper certains microbes.

NON à l'excision des petites filles et des femmes !

Source :GAMS-Toilette intime

Exercices d'application :

1. Démonstration de technique de lavage des mains :

- **Utiliser une seule bassine d'eau savonneuse**
- **Une autre bassine contenant de l'eau propre**
- **Une serviette**
- **Demander à chaque fille de venir se laver les mains et les essuyer avec la même serviette.**

Demander leur : penses-tu que tes mains sont propres ? pourquoi ?
Montrez leur la couleur de l'eau : tirer les leçons.

2. **D**émonstration de la toilette du corps

- Trois filles expliquent aux autres comment elles se brossent les dents :
- Comment gardez- vous votre brosse à dents ? est-ce qu'elle est protégée des cafards, fourmis, souris et microbes ?
- Proposer des astuces pour bien garder les brosses à dents, les éponges et le savon de toilette
- Combien de fois tu laves ta serviette ? comment tu la laves ?

Etude de cas :

Ta meilleure amie passe la nuit chez toi. Elle n'a rien apporté. C'est l'heure de la toilette. Elle te demande de lui prêter tous tes effets de toilette . Tu fais quoi ?

3. **Hygiène des sous corps.**

- 4 Filles expliquent au groupe comment elles lavent et sèchent leur slips , soutien et où elles le sèchent.

- 3 filles expliquent comment elles se protègent pendant les règles.

  Astuces pour se changer, ou garder les serviettes souillées...

  Existe -t-il d'autres protection en dehors des serviettes périodiques ? comment rendre ces moyens hygiéniques ?

  - 5 filles racontent comment chacune fait sa toilette intime.

Ta tenue vestimentaire.

Ta manière de t'habiller montre le genre de personne que tu es. Tu peux être correctement habillée être coquette mais sans arrogance. Voici quelques idées utiles pour toi.

- Ne sois pas une esclave des tendances. Les modes vont et viennent, résistes au besoin d'acheter quelque chose tout simplement parce que c'est la tendance du moment. Il est possible que le vêtement soit démodé avant que tu en aies fait un bon usage digne de ce que cela t'aura couté.

- Assures-toi d'avoir toujours des vêtements propres. Instaures un programme régulier de lessive afin que tu ne sois pas obligée de farfouiller le matin dans tes affaires pour trouver des vêtements propres. Si tu prends l'habitude de faire ta lessive régulièrement en petites quantités, tu réduis la peur de te retrouver avec une pile de vêtements sales.

- Choisis de préférence des habits de couleurs gaies et attrayantes. Portes des tenues dans lesquelles tu es à l'aise et qui couvre bien ton joli corps de femme. Souviens-toi que tu es la fille bénie de Dieu, et que ton corps est le temple de Dieu !

- Evite les tenues "sexy" : les décolletés qui montrent tes seins , les mini, les habits moulants ou transparents, les habits plaqués qui dessinent tes formes. Sois coquette et séduisante sans être vulgaire ! toi, tu es une fille parfaite !

- Pour tes dessous : choisis des slips en coton qui couvrent bien tes parties intimes. Evites les strings qui ne protègent pas bien ton corps de femme et peuvent t'exposer à des infections.

Pour éviter les infections et les petits désagréments liés au port du string, toutes les femmes devraient porter des sous-vêtements en coton.

En outre, le fait que le string soit de forme aussi fine, laisse la vulve exposée parce qu'elle n'est pas entièrement couverte. Elle entre donc en contact avec les vêtements portés en dessus, jeans, pantalons... qui sont souvent fabriqués avec des matières synthétiques. Cette lanière fine du string, placée au niveau de l'entrejambe, se déplace facilement et peut ainsi causer le transfert de bactérie d'une partie à l'autre. Ainsi, d'après le Dr. Rabin, si l'arrière du string contient des bactéries, notamment, elles peuvent facilement se retrouver dans le vagin, si vous êtes physiquement actives.

Ce qu'il faut retenir ?

Porter des strings:

- Favorise les irritations de la peau
- Augmente les risques d'infections, surtout chez les personnes qui en sont souvent sujettes

Mettez des sous-vêtements en coton. Notez qu'il faut que toute la culotte soit fabriquée en coton et non pas seulement l'entrejambe.

Les soutien-gorge : choisis toujours la bonne taille pour qu'ils tiennent bien tes seins. Choisis-le de préférence en coton.

Retenons :

Dans ce chapitre nous avons présenté la partie visible de ta personnalité : Ton corps. Et tu as appris comment prendre soin de ce joli cadeau que Dieu t'a fait.

Exercices d'application :

1. Est -ce mauvais de vouloir suivre la mode ? justifies tes réponses
2. Combien de fois tu changes tes dessous (slips, soutien)
3. Explique où et comment tu laves tes dessous (4 personnes)
4. A votre avis, pourquoi on porte le slip ?

Le string est-il adapté pour cette mission de protection

5. Ta serviette, ton drap tu les laves à quelle fréquence ?

Etude de cas :

Tu as une voisine de classe ou d'atelier qui a une odeur forte. Certains moments, les après-midi quand il fait chaud et les jours de ces menstrues, l'odeur est insupportable. Toi tu es une jeune fille parfaite, qu'est-ce que tu fais pour ne pas blesser cette gentille voisine ?

Discussion en petits groupes de 3 ou 5.

Résultat donné ensuite par une porte-parole.

Chapitre 3 : Prends soin de ton être intérieur : ton âme et ton esprit.

Tu as une âme : siège de tes sentiments et de ta volonté.

.Tu as des émotions et une volonté.

Dieu t'a créée avec une âme, c'est la partie invisible de ta personnalité. Ton âme est aussi le siège de tes sentiments, tes émotions et de ta volonté. Tu n'es pas un robot !

Les émotions et les sentiments nous sont très utiles car ils nous renseignent sur notre état intérieur mais également sur notre environnement.

Ce sont des radars pour comprendre l'autre et les situations, des moteurs qui permettent

de mobiliser l'énergie nécessaire pour résoudre un problème.

Parmi les sentiments citons : l'amour, le plaisir, le désir, la joie, la tristesse, la colère, la peur…

Tu as une volonté, tu es donc responsable de tes décisions et tes choix !

Dieu a créé la personne humaine avec la capacité de faire des choix libres. Ainsi, tu as la possibilité de faire des choix judicieux grâce au discernement que Dieu te donne. Tes valeurs : ce que tu considères comme important , jouent un rôle important dans les décisions. Les valeurs sont acquises par l'éducation reçue dans la famille, la parole de Dieu et les expériences vécues.

Exercices d'application

-faut-il que j'aide ma jeune sœur à faire ses devoirs ou que je regarde mon film à la télévision ?

- faut-il que j'aille à l'anniversaire de ma copine ou que j'étudie pour mes examens ?

- faut -il que je rende visite ma grand-mère ce weekend ou que j'attende la semaine prochaine ?

- faut-il que j'accepte son invitation à sortir ce soir ?

- faut-il que je me marie ou que termine mes études ?

Dans chacun de ces cas, quelle est la bonne décision ? pourquoi ?

Etude de cas : histoire de Joseph **Genèse 39.**

Joseph est un jeune employé dans la maison d'un homme très influent du pays.

La femme de son patron insiste pour avoir des rapports sexuels avec joseph. Chaque jour cette femme suppliait Joseph, malgré tout ça, joseph n'est pas allée au lit avec elle.

1. Faites un Sketch pour montrer comment cette femme a utilisé sa position pour influencer joseph.
2. Qu'est-ce qui a aidé Joseph à ne pas céder ?
3. Penses à des groupes de personnes qui n'ont pas la possibilité de prendre des décisions et qui te disent " je n'avais pas le choix".

4. Donne des exemples de bonnes décisions prises par une personne ou des groupes qui ont contribué à améliorer la vie des gens.

5. Donne des exemples de mauvaises décisions qui ont eu des conséquences désastreuses pour les gens.

6. Réfléchis sur ta vie et ton avenir. Ecris sur une feuille 3 décisions importantes que tu dois prendre. Discute avec les autres.

Apprends à dire " Non"

Lire Daniel 1 : 1- 8.

Daniel et ses amis se trouvent hors de leur pays d'origine. Le roi leur propose ses mets succulents et du vin. Ces aliments étaient consacrés aux idoles du pays. Daniel et ses amis ont osé dire non au puissant roi de Babylone.

Plus tard, (chapitre 3 : 16-18) ils vont refuser de se prosterner devant la statue du roi. Ils ont dit " non" et à cause de cette réponse ils ont été jetés dans la fosse aux lions. Dieu a manifesté sa fidélité et sa puissance pour les sauver.

Je pense à cette jeune fille du Nigéria appelée Léah enlevée par la secte Boko Haram . Malgré toute la pression de ses méchants ravisseurs, Leah a refusé de se convertir à l'Islam. C'est un bel exemple de courage et d'engagement pour la cause de Christ.

Dis " non" aux propositions malsaines de Satan à travers les médias, les amis, les enseignants qui veulent te faire croire que sans relation sexuelle tu seras malade, que l'homosexualité est une option.

Dis " non" à ce jeune qui prétend t'aimer et t'invite au bar ou en boite de nuit. Toi tu es une jeune fille parfaite, tu ne fréquente pas ces lieux de péché.

Dis "non " à cet homme marié qui te harcèle , s'il persiste informe un adulte en qui tu as confiance.

Tu es créée pour être en relation avec les autres.

La plupart des gens sont attirés par des personnalités optimistes et assurées. Pourquoi ? Sans doute parce que la majorité des gens sont tristes et renfermés. Ainsi, ils apprécient la compagnie d'une personne satisfaite de son sort qui peut leur remonter le moral.

- Complimente les autres plutôt que de vouloir rivaliser avec eux. Quand tu remarques que quelqu'un a fait une bonne action, offres-lui un compliment sincère au lieu de ressentir de l'envie. Tu te sentiras bien pour avoir rendu service. Ce sera la preuve que les succès des autres ne te posent pas de problèmes. Toi ,tu es une fille parfaite !

. Souries souvent ! Montres souvent tes jolies dents est souvent est l'une des choses que tu peux faire de mieux pour être considérée comme parfaite.

- Sois polie et respectueuse. Tu gagneras le respect et l'admiration des autres en te montrant toi-même au monde d'une façon digne et élégante.

Respectes toujours Écoutes

tes parents , tes professeurs , tes ainés et respectes-les. Trouves des occasions de leur exprimer ta reconnaissance , par exemple nettoyer la maison ou faire la vaisselle, ils apprécieront.

ils ont plus d'expérience de la vie et peuvent te donner de précieux conseils. N'oublies pas que tes parents t' aiment et pensent à ton futur. Si tu les écoutes et les aides, ils penseront que tu es une personne qui fait preuve de maturité.

- Cultives les bonnes manières. Dis : « S'il vous plait » et « merci » et ne dis jamais du mal de qui que ce soit en public.

- Fais preuve de maturité. Apprends à gérer les situations de façon responsable et raisonnable. Tu n'as pas besoin de gémir et de pleurer pour obtenir ce que tu veux. Tu es une jeune parfaite !

Développe la courtoisie :

- Si l'on te critique, ne le prends pas trop à cœur, mais assumes-le. Demande au Seigneur la force de pas te laisser abattre par la critique .
- Sois discrète : Fais l'effort de plutôt écouter les autres au lieu de parler sans cesse de toi ! Respecte les opinions des autres, leurs rêves, leurs points de vue et leurs centres d'intérêt.
- Écartes poliment mais fermement les arguments de tes détracteurs. Dis leur que tu respectes le point de vue et les désirs des autres. Tu as le droit d'avoir tes propres opinions. S'ils vont trop loin et cherchent à te faire des palabres, reste ferme et «éloigne-toi de ces personnes.

Souviens –toi de cette parole des Evangiles : Heureux ceux qui procurent la paix, car ils seront appelés fils de Dieu ! Matthieu 5 :9.

Etude biblique :

1. Lire et méditer les passages suivants :
   Matthieu 5 :9 -10 , Romains 12 :17-21, Hébreux 12 :14, Colossiens 4 :12-15.
2. Relever les vérités contenues dans ces versets. Donner des exemples concrets de comment je peux appliquer ces vérités dans ma vie de tous les jours.

Tu es une personne capable de réfléchir .

Dieu t'a créée avec la capacité de raisonner grâce à l'intelligence qu'il a mise en toi.

Entretiens tes centres d'intérêt : Tes centres d'intérêt sont ce qui te rend intéressante et à nulle autre semblable, consacres-leur donc un peu de temps. Joins –toi à une activité sportive, musicale, un club de santé, d' Anglais ou tout ce qui te fait plaisir et te pousse en avant ! Tu apprendras au contact des autres et cela te donnera d'être équilibrée et fascinante.

- Participes aussi à des activités extrascolaires. C'est un excellent moyen de rencontrer du monde !
- Restes sainement occupée : Cela te rend intéressante et te permet d'avoir quelque chose à dire quand tu rencontres de nouvelles personnes. Les gens sont attirés par quelqu'un qui a toujours quelque chose à faire que la personne qui se contente de rester chez elle sans rien faire à longueur de journée.

Privilégies la formation scolaire : Une fille parfaite veut aussi développer son intelligence et avoir de bonnes notes. Donnes –toi du temps pour étudier et monter un programme pour tes devoirs et tâches de t' intéresser sincèrement à toutes les matières. Tu en seras grandement récompensée à l'avenir.

Si tu apprends un métier : prends au sérieux ce temps d'apprentissage. Obéis à ton patron et sois soumise pour bien observer comment il travaille. Si tu es respectueuse et régulière , ton maitre sera encouragé à bien t'enseigner.

Si tu aimes vraiment ce métier, prends courage pour bien l'apprendre . N'abandonne pas en chemin comme le font les filles insensées et paresseuses. Toi, tu es une jeune fille parfaite et sage ! persévère jusqu'à la fin de ta formation pour recevoir ton diplôme ! ce sera ta fierté d'avoir achevé quelque chose et c'est bon pour ta vie de jeune fille.

Etude de cas :

L'histoire de la fille sans nom dans 2 Rois 5 :1-5 , 9-10, 14-15.

1. Qui était cette jeune fille et que faisait -elle dans la famille de Naaman ?
2. Quel est le problème dans la famille d'accueil de cette jeune fille.
3. Quel rôle cette jeune fille va –t-elle joué dans cette famille et dans ce pays ? – (voir le verset 15.)

4. comment cette fille a utilisé sa profession pour apporter le salut dans cette maison et dans ce pays ennemi de son peuple ?

5. quelles leçons peux -tu en tirer pour toi ?

Cette fille avait un bon comportement dans cette maison ou elle travaille. Et toi, comment tu te comporte dans la maison de tes patrons ?

La jeune fille parfaite prend soin des biens de ses tuteurs ou de sa patronne. Elle ne gaspille pas la nourriture, l'eau et le courant. Elle ne prend rien sans demander !

La jeune parfaite travaille correctement pour mériter son salaire. Elle refuse de faire comme les autres !

Retenons ceci :

Cette jeune fille vit en esclavage sous le toit de l'ennemi de son peuple. Elle apprend que ce général qui a détruit son village et tué ses parents est atteint d'une terrible maladie ; la lèpre.

Elle décide de dire à sa patronne que dans son pays, il y a un homme de Dieu qui peut aider son maitre à trouver la guérison .

A cause du témoignage de cette jeune fille, Naaman le général a été purifié de sa lèpre et il a reconnu que l'Eternel le Dieu d'Israël est le seul vrai Dieu.

Cette jeune fille a été un canal par lequel l'Evangile est entré en Syrie.

Sans tenir compte de son statut d'esclave, elle a servi son Dieu en rendant témoignage de sa puissance .

Elle a démontré l'amour de son Dieu pour ces personnes qu'elle aurait du haïr pour ce qu'elles ont fait à son peuple.

Tu es une personne créée avec un esprit éternel.

L'esprit est la partie invisible de ta personnalité. Par ton esprit tu entre en contact avec le monde spirituel. Il faut veiller sur ton esprit pour ne pas laisser toute sorte de mauvaise influence spirituelle. Méfies toi de l'horoscope et des livres de magie ou de mysticismes qui peuvent t'exposer aux esprits démoniaques.

Ton esprit est la partie la plus importante de ta personnalité. Ta destinée éternelle dépend de la gestion de ton esprit. Si tu fais la paix avec Jésus-Christ , ton esprit passeras l'éternité dans la présence glorieuse de Dieu dans le paradis. Dans le cas contraire ton esprit passera l'éternité loin de Dieu dans le lieu de tourment appelé l'enfer.

Pour Dieu celui qui ne connait pas Christ est appelé " homme animal", il ne comprend pas et ne conçoit pas les choses spirituelles. Aux yeux de Dieu cette personne est morte, même si on la voit vivante. C'est cette vérité que l'Apôtre Paul révélait aux chrétiens de la ville d'Ephese en ces mots :

" *vous étiez morts par* vos *offenses et par vos péchés* " Ephésiens2 :8.

Lorsqu'une personne ouvre son cœur et se tourne vers Christ, le Saint-Esprit entre en contact avec son esprit mort et lui communique la vie de Dieu. A partir de ce moment, la personne expérimente la nouvelle naissance. L'Esprit de Dieu lui donne la capacité de vivre selon Dieu . pour toutes ces raison, la foi chrétienne n'est pas une affaire de religion. Il s'agit d'une relation personnelle avec Christ à travers la Parole de Dieu et la prière.

L'esprit est aussi appelé " le cœur" , c'est la partie de ton être qui détermine tes actes. La bible dit ceci : " *garde ton cœur plus que toute autre chose. Car de lui viennent les sources de la vie " Proverbes 4 :23.*

Cà veut dire , veiller, prendre soin ... Ton esprit est la partie éternelle , immortelle .

Le Seigneur Jésus dit que *c'est du cœur que viennent les mauvaises pensées, les meurtres, les adultères, les impudicités, les vols, les faux témoignages, les calomnies* .Matthieu 15 :19.

Exercice d'application à faire en petits groupes.

1.Lire Ephésiens 2 :1-6 en remplaçant les pronoms par votre prénom et par je.

Partage avec les autres ce que tu as ressenti.

2.Lire le texte de l'Evangile selon Matthieu 15 :18-19. Relève les actes et attitudes qui peuvent faire du mal à autrui et ceux qui peut faire du mal à toi-même.

3. comment tu peux prendre soin de ton esprit selon les versets suivants :

- psaumes 119 : 9-11/

- 2Tite 2 :22 /

- Philippiens 4 :8. /

- Psaumes1 :1-2.

Chaque groupe travaille sur un texte, une personne du groupe partage le résultat de leur travailla avec le groupe.

Dangers dans le monde spirituel

1. **Les horoscopes**
2. **Les sciences occultes et mystique : Rose-Croix, Eckankar .**
3. **les clubs service : Rotary Club, Jeune Chambre Economique…**
4. **les magies et autres pratiques**

Méfies toi des livres de spiritisme.

Ce que tu lis va nourrir ton esprit et conditionner tes actes.

Chapitre 4 : Dieu t'aime et a un plan merveilleux pour toi.

L'amour de Dieu

Mais Dieu prouve son amour envers nous, en ce que, lorsque nous étions encore des pécheurs, Christ est mort pour nous. Romains 5 :8.

Voyez : le Père nous aime tellement qu'il nous appelle ses enfants, et c'est vrai, nous sommes ses enfants ! Mais le monde ne nous connaît pas, parce qu'il n'a pas connu Dieu. 1 jean 3 :1.

La Parole *Genèse* signifie "commencements". La Genèse est le premier livre de la Bible, où nous avons un aperçu de l'aube de la création. Dieu créa le premier homme, Adam, et lui donna une femme, Eve. Ils marchaient en étroite relation avec Dieu. Dieu aimait Adam et Eve, et ils répondaient avec chaleur à cet amour, savourant la complicité et la communion qu'ils expérimentaient avec leur créateur. La vie était pleinement enrichissante et libre de tout stress. C'était le Paradis.

Malheureusement, cette vie paradisiaque fut de courte durée. Cette belle amitié a été détruite par une malheureuse décision prise par le premier couple.

Ce qui s'ensuivit eut des conséquences énormes. La Bible nous apprend qu'Adam et Eve ont été tentés et ont désobéi au commandement de Dieu. Dieu tint Adam pour responsable lorsqu'il s'est rebellé et a choisi de marcher dans sa propre voie. C'est la première manifestation de ce que la Bible appelle péché. Le résultat fut que non seulement Adam, mais tous ceux nés après lui héritent de ce défaut mortel.

Le Remède.

La nature de l'être humain depuis qu'Adam a laissé la violence, l'envie et la jalousie le dominer. La Bible appelle cela le péché. La conséquence encore aujourd'hui du péché d'Adam est une cassure dans notre relation avec Dieu.

Grâce à Dieu, ce n'est pas la fin de l'histoire! Peu après que le péché soit entré dans le monde par Adam, Dieu a promis la venue de celui qui réglerait le problème du péché et nous sauverait de son emprise. Ce Sauveur était le Fils de Dieu. Son nom est Jésus. En tant que représentant parfait de Dieu sous forme humaine, lui seul avait le pouvoir de traiter le problème du péché.

Notre Capacité à Changer

Jésus était comme Adam sous certains aspects. Tous deux étaient nés libres de tout péché. Tous deux ont été tentés, avec la capacité de pécher. Mais à partir de là, ils ont pris des directions radicalement opposées. Alors qu'Adam a cédé à la tentation, Jésus a résisté. Il a vécu sa vie de manière parfaite et a été un exemple pour tous.

Mais plus encore que sa vie, ce sont sa mort et sa résurrection (lorsqu'il a été ressuscité des morts) qui sont la base de notre capacité à changer. L'histoire de Jésus est si importante, prenez un instant pour réfléchir à sa naissance et à sa vie.

Continue à lire la Bible pour apprendre comment Jésus nous sauve du péché.

La Vie de Jésus

L'homme naît pécheur. Nous ne pouvons pas échapper à notre péché. Mais il y a une bonne nouvelle! Comme nous l'avons déjà souligné, au commencement Dieu crée le premier homme et la première femme. Presque aussitôt, ils cèdent au péché. Alors après des millénaires de préparation, au moment décidé par Dieu, il envoie l'ange Gabriel visiter une jeune vierge appelée Marie pour lui annoncer, alors qu'elle n'était pas mariée, la naissance d'un fils, Jésus, le Fils de Dieu,

En tant que jeune homme, Jésus travaille comme charpentier dans l'entreprise de son père. Quoiqu'il ait fait face aux mêmes tentations que chacun d'entre nous, il grandit en vivant une vie parfaite.

A 30 ans, Jésus quitte son métier pour commencer à partager le message du royaume de son père céleste. Des dizaines de milliers le suivent, beaucoup sont guéris, et certains morts reviennent à la vie.

Les dirigeants religieux et politiques le voient comme une grande menace. Ils collaborent et s'arrangent pour le faire condamner à mort sur la base de faux témoignages. Jésus est trahi, arrêté, jugé, fouetté et cloué sur la croix. Il aurait pu appeler une multitude d'anges pour le sauver, mais il ne l'a pas fait. Comme le dit le prophète Esaïe, "il a été conduit comme un agneau à l'abattoir". Il est mort.

Jésus nous sauve

Sur la croix Jésus dit, " Tout est accompli". Jésus parlait non seulement de sa propre vie humaine, mais aussi du péché. Jésus est le remède de Dieu au péché. Il a satisfait aux exigences de Dieu en tant que "sacrifice parfait pour le péché."

Jésus est enseveli dans une tombe qui est scellée. Trois jours après, à la grande surprise de ses plus proches disciples, Jésus ressuscite des morts. Ses disciples trouvent le tombeau vide et sont ébranlés. C'est alors que Jésus leur apparait, à eux puis à des centaines d'autres. Il les réconforte et apaise leurs craintes en leur expliquant que ces événements incroyables ont été depuis tout temps au coeur même du plan de Dieu.

Après 40 jours, Jésus monte au ciel où il est réuni à Dieu, son Père. Le Père donne ensuite à son Fils l'honneur suprême de dominer sur tout ce qui est sur la terre et dans le ciel. Jésus est proclamé Seigneur et Christ - positions qu'il occupe encore aujourd'hui. "Seigneur" fait référence à sa seigneurie, et "Christ" à sa capacité de sauver. Lui et lui seul devient le sauveur de l'humanité. De sa position d'autorité, Jésus nous invite à devenir ses disciples - de nouvelles créatures!

Qui ne serait pas d'accord pour dire que c'est incroyable! Je doute que le cerveau humain soit capable de l'appréhender complètement. De quel genre d'amour parle-t-on - un père qui sacrifie son fils unique? Pourtant, cela s'est passé pour une raison essentielle - pour que vous et moi puissions être rétablis dans le genre de relation personnelle avec Dieu qu'il a voulu depuis le début.

Maintenant, nous allons regarder de plus près ce que signifie croire en Dieu.

Comment Croire?

Croire *c'est* placer notre confiance dans quelqu'un ou quelque chose. C'est un verbe d'action qui implique une décision délibérée. On choisit de croire - ou on choisit de ne pas croire. Les deux impliquent une décision.

Au sens biblique, le mot croire engage les profondeurs de notre coeur, pas seulement nos esprits. Lorsque nous croyons, nous lions les réalités mentionnées auparavant avec l'engagement d'ancrer notre espérance dans la personne de Jésus.

Lorsque nous croyons, nous répondons à l'amour de Dieu pour nous. Cet amour est si profond, qu'il englobe tout ce que Dieu a fait pour nous et tout ce qu'il attend de nous. Jésus désire passionnément que nous soyons entiers dans notre relation avec lui.

Tu peux commencer aujourd'hui ta nouvelle vie avec Jésus.

Tout d'abord, il faut comprendre que le péché te sépare de Dieu. Le gouffre qui nous séparant de lui est à la fois large et profond. C'est le résultat d'un défaut fatal hérité dès la naissance. A cause de cela nous avons vécu notre vie indépendamment de Dieu. La Bible souligne cette triste réalité: "Tous ont péché et sont privés de la gloire de Dieu." (Romains 3:23) C'est pourquoi nous avons besoin d'un Sauveur!

Deuxièmement, il faut comprendre qui est Jésus, et ce qu'il a fait pour toi. Jésus a construit un pont au-dessus de ce gouffre qui sépare l'Etre Humain de Dieu. Il est venu sur terre en tant que Fils de Dieu. Il est né d'une vierge. Il a vécu une vie sans péché, est mort et a été enseveli. Il est revenu à la vie et plus tard est monté au Ciel où il est devenu à la fois Christ et Seigneur.

Jésus est le seul qualifié pour être le remède à nos péchés. Ce qu'il a fait satisfait pleinement aux exigences de Dieu. Comme l'apôtre Jean a dit: "Car Dieu a tant aimé le monde qu'il a donné son Fils unique, afin que quiconque croit en lui ne périsse pas mais qu'il ait la vie éternelle." (Jean 3:16)

Se repentir et croire

Et pour finir, il faut te repentir et croire! Tu démarres une relation nouvelle et personnelle avec Dieu lorsque tu te repens et crois en lui.

Se repentir c'est dire au Père, *"Dieu, aide-moi. Je veux me tourner vers toi et me détourner de la vie que j'ai vécue indépendamment de toi. Je regrette qui j'ai été et ce que j'ai fait, et je désire changer de façon permanente. Je reçois le cadeau que tu m'offres, le pardon de mes péchés."*

Croire c'est affirmer pour toi-même la réalité que Jésus est le Fils de Dieu, celui qui est mort pour nos péchés, et le recevoir comme Sauveur et Seigneur. Voici une promesse tirée de l'Evangile de Jean: "Mais à tous ceux qui l'ont reçu, à ceux qui croient en Son nom, il a donné le pouvoir de devenir enfant de Dieu." (Jean 1:12)

Veux -tu accepter Jésus-Christ comme ton Sauveur? Si tu le souhaites , tu peux faire une prière à Dieu comme celle-ci:

"Jésus, j'ai besoin de toi. Je te demande pardon pour la vie que j'ai vécue loin de toi. Merci d'être mort sur la croix pour prendre sur toi la punition que méritaient mes péchés. Je crois que tu es le Fils de Dieu et maintenant je te reçois comme Sauveur et Seigneur. Je m'engage à te suivre toute ma vie."

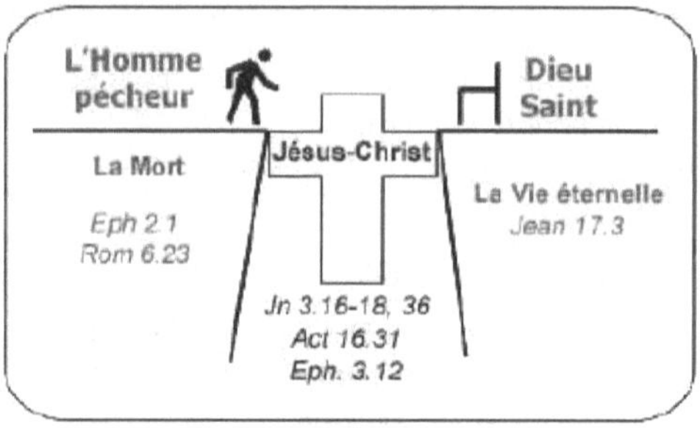

A cause de ce qu'a accompli Christ à la croix pour nous, la Bible garantit que « Celui qui a le Fils a la vie ». Nous recevons le Fils, Jésus-Christ, comme notre Sauveur par notre foi personnelle, en nous confiant dans la personne de Christ et dans Sa mort pour nos péchés.

Jean 1.12 : Mais à tous ceux qui l'ont reçue, [*i.e.*] à ceux qui croient en son nom, elle a donné le pouvoir de devenir enfants de Dieu.

Exercice :

5. As -tu ouvert to cœur pour recevoir Jésus comme ton sauveur personnel ? c était à quelle occasion ?
6. Quels sont les changements significatifs qui sont venus dans ta vie ?
7. Acceptes -tu de laisser la lumière du Saint-Esprit éclairer tous les domaines de ta vie ?

Chapitre 5

A la découverte de ton corps de femme.

Etre une fille, devenir une femme

Je ne suis plus un enfant ! J'ai grandi !

C'est la phrase que toutes les petites filles ont prononcé au moins une fois, toi y compris ! Et maintenant voilà que ce qui te semblait si loin devient réalité. Tu grandis, tu te transformes, tu quittes la petite fille et tu approches la femme. Ce cheminement n'est pas forcément facile à comprendre, à vivre, à gérer. Tu te poses mille questions auxquelles il n'y a pas forcément de réponses, tu as du mal à te reconnaître, tu es impatiente et à la fois apeurée.

Qu'est-ce que c'est ?

Le mot « puberté » vient du latin « pubere » et veut dire « se couvrir de poils ». La puberté signe la fin de l'enfance et le début de l'adolescence, et désigne le processus au cours duquel le corps atteint sa maturité sexuelle. Elle se manifeste principalement par de multiples transformations au niveau physique, psychologique et hormonal. Elle peut apparaître vers 10-11 ans (ou plus tard 14-15 ans) et peut se poursuivre jusqu'à 18 ans.
Cela peut varier d'une personne à une autre : chacun son rythme !

Les transformations physiques

Apparition des premières règles, appelées aussi menstruations et signifie « mois » : chez la fille au moment de la puberté, des écoulements de sang surviennent par le vagin environ chaque mois indiquant que l'utérus élimine les tissus censés accueillir un potentiel œuf fécondé. Les saignements signent donc l'absence d'une grossesse et durent de 3 à 5 jours ; ils peuvent aller jusqu'à 8 jours.

Poussée de croissance en taille et en poids : généralement les filles grandissent de plusieurs centimètres, jusqu'à 8 cm par an. C'est le moment où le bassin s'élargit et où les formes se dessinent, au niveau des hanches et des cuisses. Apparaît également un élargissement du bassin, et une répartition du tissu adipeux au niveau des hanches et des cuisses.

Développement de la poitrine : le diamètre du mamelon augmente et le seins poussent.

Développement de la vulve : croissance des grandes et des petites lèvres. Apparition des poils sous les aisselles, au niveau du pubis et de l'aine.

Tes organes externes.

Tous les organes génitaux situés à l'extérieur du vagin sont appelés ***organes génitaux externes*** ou vulve. La vulve comprend les éléments suivants:

- Le mont du pubis (mont de Vénus): C'est la région du pubis qui est rembourrée de graisse et qui se recouvre de poils lors de la puberté.

- Les grandes lèvres: ce sont deux replis de peau couvertes de poils et entourent les ***petites lèvres***.

- Les petites lèvres: Deux replis de peau mince. Elles ne sont pas recouvertes de poils. Elles se rejoignent vers l'avant pour former le ***clitoris***.

- Le clitoris: Petit organe très sensible composée de tissu de nombreuses terminaisons sensitives qui le rend très sensible au toucher. La stimulation tactile le fait gonfler et entrer en érection.

- L'orifice génital: C'est l'ouverture du ***vagin***. Elle est partiellement recouverte par l'***hymen***.

- L'hymen: L'hymen est une petite membrane qui ferme partiellement l'***orifice vaginal***. Il se rompt lors en général du premier rapport sexuel. Mais comme sa résistance varie d'une femme à l'autre, il peut s'être rompu lors d'un exercice physique.

- L'orifice urinaire : Contrairement à ce qui se passe chez l'homme, les ***voies génitales et urinaires*** chez la femme sont complètement séparées. L'orifice urinaire se situe donc entre le ***clitoris*** et l'***orifice vaginal***.

- Les glandes de Bartholin: Elles se situent de chaque côté de l'***orifice vaginal***. Ces glandes sécrètent un mucus qui humidifie et lubrifie la ***vulve***. Ce mucus sert à faciliter l'entrée du pénis dans le vagin.

Tes organes ou voies internes : ceux qu'on ne voit pas.

Les voies génitales internes de la femme comprennent: Les ovaires, les trompes de Fallope, l'utérus, le col de l'utérus (col utérin) et le vagin.

- Les ovaires: Ce sont les glandes productrices d'ovules. On les retrouve à l'extrémité de chacune des trompes. Elles ont la forme d'amandes mais en deux fois plus gros.

- Les trompes de Fallope: Canaux d'une longueur de 10 à 15 cm. Les trompes relient les ovaires à l'***utérus***. Ce sont les trompes qui recueillent l'ovule en l'attirant grâce à ses cils qui vibrent d'une manière coordonnée . C'est dans la trompe qu'à lieu la fécondation de l'ovule par le spermatozoïde. Ensuite le mouvement des cils fait avancer l'ovule fécondée vers l'utérus.

- L'utérus: L'utérus est un ***muscle*** qui a la forme et la grosseur d'une poire renversée mais est un peu plus gros chez la femme qui a déjà eu des enfants. C'est lui qui recueille l'embryon, le retient et le nourrit.

- Le col de l'utérus: Situé dans le ***vagin***, il forme l'entrée de l'***utérus***.

- Vagin: Conduit d'une longueur de 7 à 10 cm. Il s'étend du col jusqu'à la ***vulve***. C'est l'organe qui reçoit le pénis (ou le sperme), il permet la sortie du bébé lors de l'accouchement et l'écoulement du flux menstruel.

Les parois du vagin sont à la fois toniques et extensibles. Elles sont composées de muscles qui permettent la fermeture normale de la cavité vaginale.
Grâce à ses qualités de souplesse et d'élasticité, le vagin épouse la forme de ce que l'on y introduit. En effet, en fonction des circonstances, le vagin est capable de maintenir fermement un tampon en place mais aussi de laisser passer un bébé lors de l'accouchement!

Le vagin est tapissé d'une muqueuse qui ressemble à celle de l'intérieur des joues. Comme toutes les muqueuses, la muqueuse vaginale produit un liquide en continu qui permet un auto-nettoyage constant : ce sont les pertes blanches. Elles varient selon la période du cycle de la femme et augmentent, par exemple, en cas d'infection.
Les parois du vagin sont recouvertes de « bonnes » bactéries appelées lactobacilles qui ont un rôle protecteur. Cette « flore » bactérienne maintient un PH acide dans le vagin et empêche généralement le développement d'infections comme les mycoses. Il est donc inutile d'utiliser des compresses parfumées, des vaporisateurs ou des douches vaginales qui risquent de provoquer des irritations.

Règles douloureuses ?

Les premières règles : c'est un événement pour toutes les filles. En général, elles ne sont pas douloureuses. Lorsque les règles deviennent plus régulières, tu peux ressentir des douleurs d'intensité variable qui sont normales: spasmes dans le bas ventre, tensions dans la poitrine, maux de tête ou de dos... Un petit conseil pour te soulager : pas de jeans trop moulants et un bon bain chaud pour te relaxer. Tu peux aussi en discuter avec ta mère, ta grande sœur, une copine... elles ont certainement leur petit truc pour apaiser ces douleurs.
Cependant, si tes règles sont trop douloureuses pour toi, tu peux aller voir ton médecin traitant ou ton gynécologue. Il est là pour trouver des solutions et te prescrire des médicaments si besoin. Evites les médicaments traditionnels, les décoctions dont tu ignores la composition et le dosage.

Tu peux utiliser des serviettes hygiéniques à changer toutes les 2-3 heures.

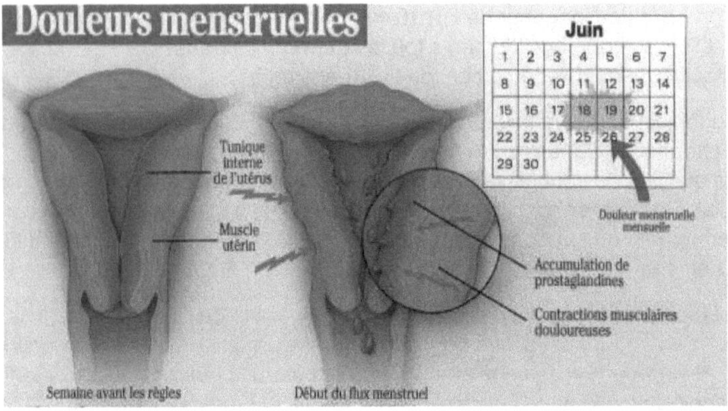
Douleurs menstruelles
Juin
1 2 3 4 5 6 7
8 9 10 11 12 13 14
15 16 17 18 19 20 21
22 23 24 25 26 27 28
29 30
Tunique interne de l'utérus
Muscle utérin
Douleur menstruelle mensuelle
Accumulation de prostaglandines
Contractions musculaires douloureuses
Semaine avant les règles
Début du flux menstruel

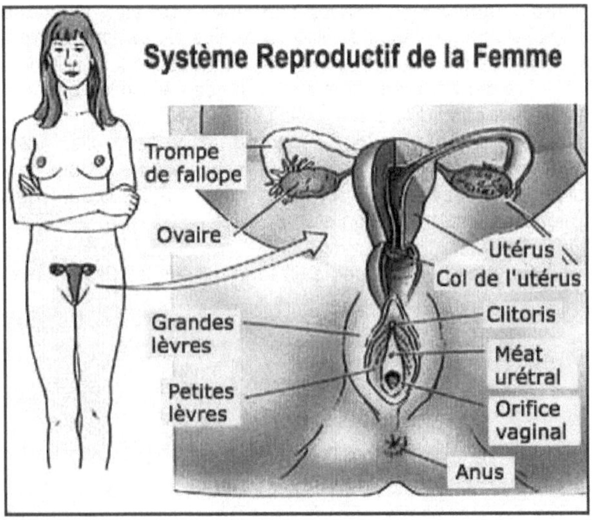
Système Reproductif de la Femme
Trompe de fallope
Ovaire
Utérus
Col de l'utérus
Clitoris
Grandes lèvres
Méat urétral
Petites lèvres
Orifice vaginal
Anus

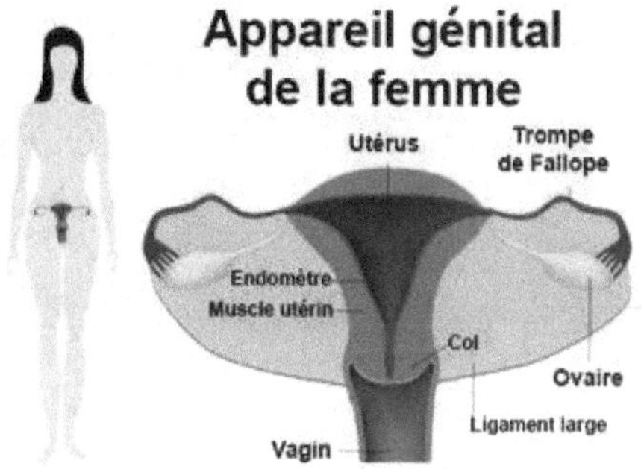
Appareil génital de la femme
Utérus
Trompe de Fallope
Endomètre
Muscle utérin
Col
Ovaire
Ligament large
Vagin

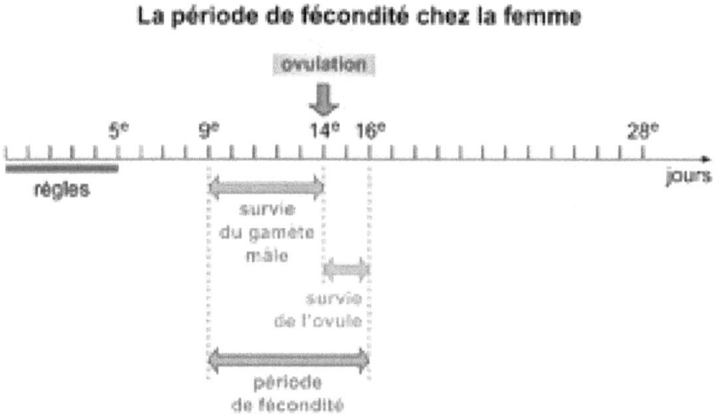
La période de fécondité chez la femme
ovulation
5e
9e
14e
16e
28e
jours
règles
survie du gamète mâle
survie de l'ovule
période de fécondité

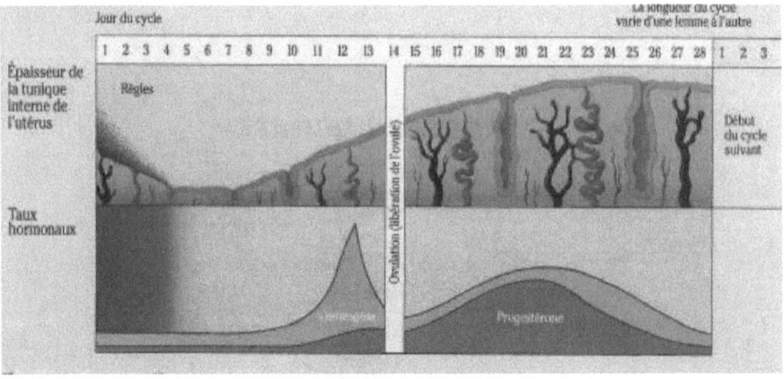

Le cycle féminin ou mois de la femme.

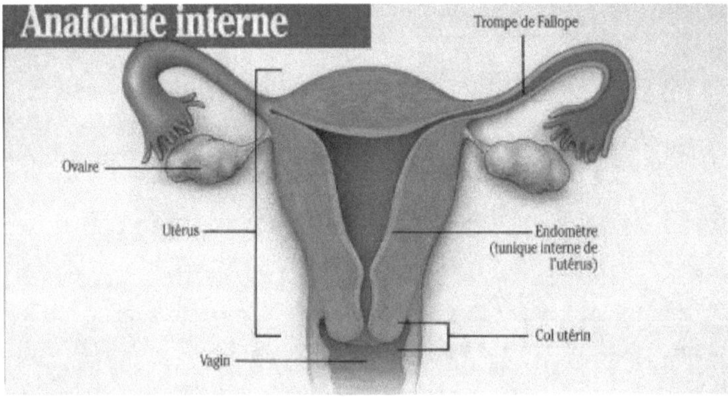

Appareil Reproducteur de la Femme .

Chapitre 6 : Ainsi commence la vie !

L'appareil reproducteur féminin assure la production des ovules, la nidation de l'oeuf fécondé et le développement de l'embryon et du foetus jusqu'à la naissance.

Les principaux organes de l'appareil reproducteur féminin sont les ovaires, l'utérus, le vagin, et les trompes de Fallope. Les organes génitaux externes (vulvaires) comprennent les grandes lèvres, les petites lèvres, le mont de Vénus, le clitoris, le vestibule, et la fente vulvaire.

L'ovule produit par les ovaires contient l'information génétique que la mère transmet au futur bébé. L'ovule nouvellement libéré transite le long de la frange ovarienne et pénètre dans la trompe de Fallope, où il sera fécondé par un spermatozoïde.

Durant les rapports sexuels, les spermatozoïdes de l'homme se mélangent au liquide généré par la vésicule séminale et la prostate pour former le sperme. Lors de l'éjaculation, celui-ci est transporté dans l'urètre et émis par un orifice, le méat, situé à l'extrémité du pénis en érection. Une fois le sperme déposé dans le vagin de la femme, les spermatozoïdes remontent l'utérus jusqu'à la trompe de Fallope, où l'un d'entre eux fécondera l'ovule.

L'oeuf fécondé, ou zygote, descend le long de la trompe de Fallope et s'attache à la paroi de l'utérus (matrice), un cheminement qui prend environ trois jours. C'est là que, durant la grossesse, l'oeuf fécondé sera nourri et se transformera en un embryon et, plus tard, en un foetus.

Une fois son développement achevé (après 9 mois environ), les contractions musculaires (travail) expulseront le foetus de la matrice.

Source : http://dictionnaire.doctissimo.fr/definition-appareil-reproducteur-feminin.htm

♂ gamète mâle	♀ gamète femelle
SPERMATOZOIDE	OVULE
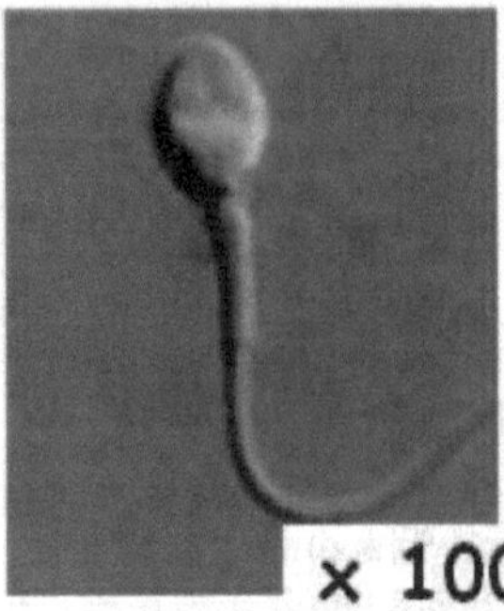 x 1000	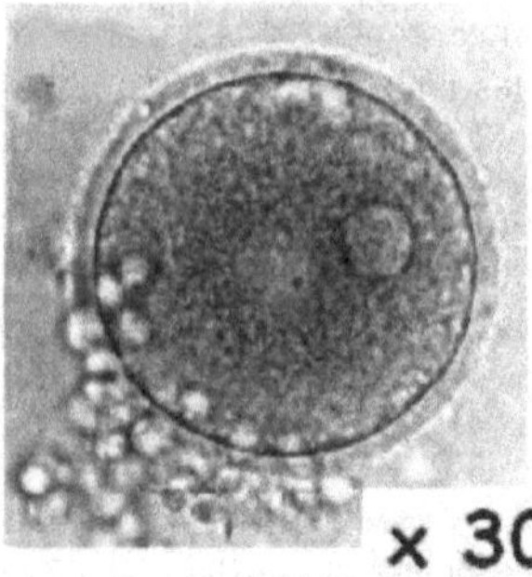 x 300

De la Fécondation à la Naissance

Dès la fécondation, l'enfant possède tous ses caractère propres (sexe, taille, forme du visage, groupe sanguin, etc.) définitivement fixés. Il reçoit, en développement inscrit dans de minuscules bâtonnet (les chromosomes) qui sont contenus dans le spermatozoïde et l'ovule dont la rencontre a donné l'œuf.

C'est cela qui fait l'originalité de chaque homme, de chaque femme : il n'y a pas deux individus identiques parmi les milliards d'êtres humains, mis à part les vrais jumeaux qui ont reçu le même héritage.

A une semaine de vie.

Une semaine après la fécondation, l'œuf qui donnera l'enfant se fixe dans l'utérus de la mère : c'est la nidation. L'enfant prend lui-même la direction des opération en fabriquant une hormone, c'est-à-dire un produit chimique qui, versé dans le sang de la mère, avertit celle-ci qu'une grossesse commence, et aide l'ovaire à mettre en marche les mécanismes qui vont protéger les premières étapes du développement.(savez-pas que c'est, précisément, ce produit fabriqué par l'enfant que l'on cherche dans les « tests de grossesse » quelque- fois demandés par le médecin ou la sage- femme ?)

A trois semaines de vie :

Au vingtième jour de la grossesse, l'enfant mesure environ deux millimètres de long et son corps s'organise peu à peu. Il n'est pas plus gros qu'un grain de riz, mais il a déjà un cœur. Celui-ci, très simple bien entendu, commence à battre. La femme ne sait même pas encore qu'elle est enceinte : elle n'a dépassé que de quelques jours la date habituelle de ses règles.

A huit semaines de vie :

A huit semaines de grossesse l'enfant mesure trois centimètres de long. Ses mains et ses pieds sont formés. Son cerveau commence à fonctionner et à diriger les différentes activités du corps, les premiers mouvements apparaissent. L'enfant va utiliser le temps qui lui reste jusqu'à la naissance pour mettre au point toutes ses tâches. Il répète chacun des gestes qu'il fera plus tard.

A ce moment, la femme n'a dépassé que de cinq à six semaines la date des règles attendues. Pour elle, la grossesse n'est encore qu'un peu de « sang bloqué » et un «tas de cellules ». elle n'imagine pas, et le père non plus, ce que représente exactement cet enfant de deux mois !

Grâce au placenta (qui est une partie de lui- même : on l'appelle parfois l' « ami », le « compagnon »), l'enfant prend dans sa mère les aliments dont il a besoin et se débarrasse de ses déchets. Il est important de savoir qu'il n'y a jamais de mélange du sang de la mère et du sang de l'enfant : ils sont en contact, mais par l'intermédiaire du placenta qui, agissant comme un filtre, contrôle les échanges dans les deux sens.

A trois mois de vie :

Dès la fin du troisième mois, l'enfant est pratiquement achevé. Son développement se ralentit : s'il continuait à grandir à la même vitesse, il pèserait plus de quatre-vingts kilos à la naissance !

Il bouge beaucoup à cette période et sa mère s'en aperçoit. Il bougera moins par la suite : il grossit et il a moins de place !il a des moment de calme et des moment d'agitation. Ces périodes ne correspondent pas toujours avec les périodes de sommeil, de repos ou d'activité de sa mère.

Il existe actuellement de nombreux moyens pour surveiller le développement de la grossesse. Par exemple, les bruits du cœur de l'enfant peuvent être entendus par la mère, avec un appareil spécial, dès la deuxième semaine (deux mois et demi). Mais la surveillance de la grossesse peut se faire aussi sans appareils trop compliqués !

A Neuf mois : l'accouchement.

La grossesse dure normalement neuf mois, ou dix lunes, depuis les dernières règles.

Pourquoi pas plus ? Pourquoi pas moins ? Nous ne le savons pas exactement. Il semble que ce soit encore l'enfant lui-même qui commande son arrivée au monde : lorsqu'il est prêt, l'accouchement se déclenche, et c'est le début de la vie proprement dite a commencé bien plus tôt : au moment de la rencontre du spermatozoïde et de l'ovule, neuf mois plus tôt !

Le commencement d'une vie humaine est donc le résultat d'une extraordinaire organisation.

Le rôle de l'homme

L'appareil génital de l'homme se compose de plusieurs organes.

.les testicules sont deux glandes contenues dans les bourses (petit sac situé entre les jambes). Avec l'aide d'autres glandes comme la prostate, ils fabriquent la semence de l'homme : le sperme, qui contient les spermatozoïdes.

.La verge sert à déposer cette semence dans le corps de la femme. Pour cela, la verge change de forme et d'orientation : c'est l'érection. La sortir de la semence s'appelle l'éjaculation. Elle s'accompagne d'un plaisir particulier, le plaisir sexuel. Il y a toujours un lien étroit entre les deux actions.

Pendant la grossesse, bien entendu, c'est la mère qui fait tout le travail !

Mais, au moment de la fécondation, l'homme et la femme ont un rôle exactement égal. Chacun apporte une part égale du nouvel enfant : l'homme par le spermatozoïde, la femme par l'ovule.

Les spermatozoïdes ne peuvent être vus qu'au microscope. Ils ressemblent à da minuscules têtards (jeunes grenouilles en formation) avec une tête et longue queue qui leur permet de sa déplacer.

Un spermatozoïde mesure un vingtième de millimètre. Il faut en mettre vingt en file pour faire un millimètre.

Ils sont fabriqués en très grande quantité, de façon continue, depuis la puberté (quatorze à quinze ans) jusqu'à un âge très avancé : plus de soixante-dix ans.

Il faut environ 70 jours entre le moment où commence la fabrication du spermatozoïde et celui où il est mûr. Les spermatozoïdes prêts sont stockés dans les testicules. S'ils ne sont pas utilisés. Ils ne sont détruits sur place : l'homme n'est pas obligé de les employer.

A chaque relation sexuelle, l'homme donne à sa femme des millions de spermatozoïdes. Un seul est, nécessaire pour féconder l'ovule. Mais il doit être accompagné par beaucoup d'autres pour réussir sa mission.

Processus de la fécondation humaine

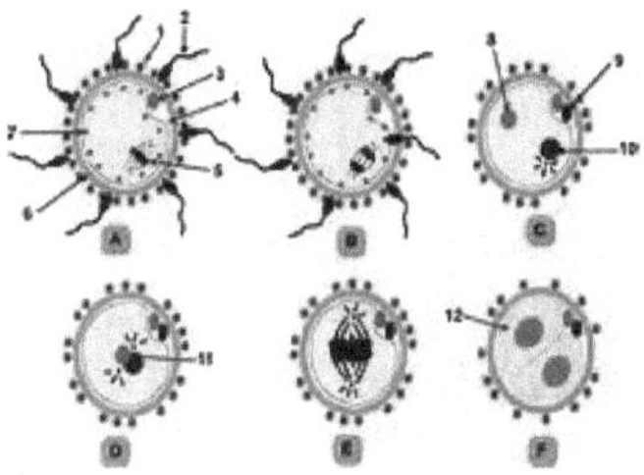

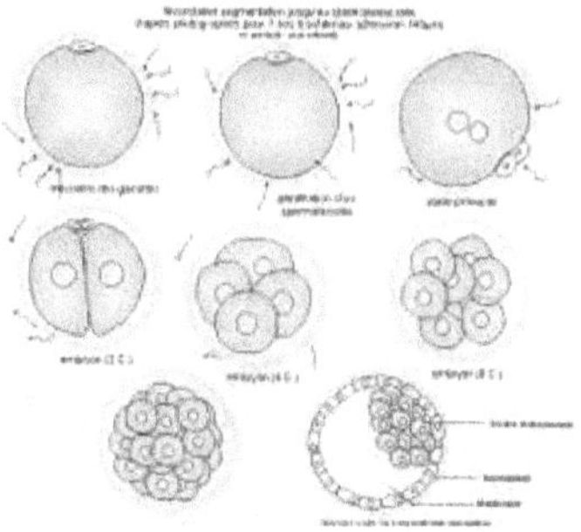

Un ovule entouré de spermatozoides :

Le spermatozoïde parvient à entrer dans l'ovule ; il perd sa queue et commence à se multiplier, en 2, 4,8…

GROSSESSE ET CYCLE MENSTRUEL

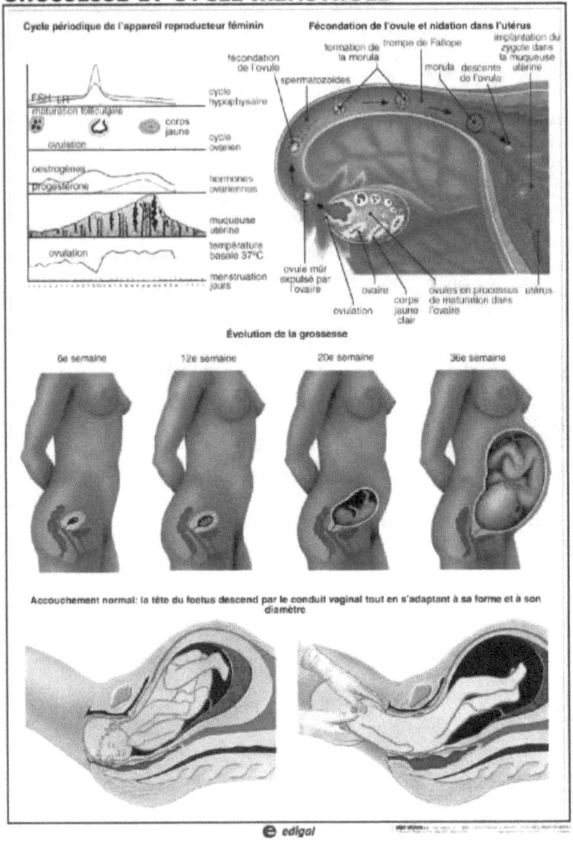

Protège et défends la vie !

Pour Dieu, toute vie est précieuse et sacrée. Elle doit donc être protégée et défendue.

Dans Sa Parole, Dieu a donné de nombreuses directives pour promouvoir la vie et la protéger. Toute vie a de la valeur aux yeux du Créateur .

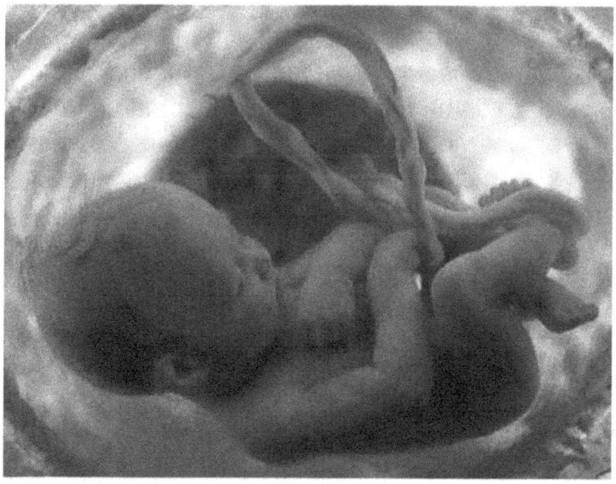

Comme tu l'as constaté la vie commence des la rencontre entre la semence de l'homme et l'ovule de la femme. Dés le vingtième jour de la grossesse, l'enfant mesure environ deux millimètres de long et son corps s'organise peu à peu. Il n'est pas plus gros qu'un grain de riz, mais il a déjà un cœur. Celui-ci, très simple bien entendu, commence à battre. La femme ne sait même pas encore qu'elle est enceinte : elle n'a dépassé que de quelques jours la date habituelle de ses règles.

<u>A trois mois</u>

Dès la fin du troisième mois, l'enfant est pratiquement achevé ! c'est un être humaine à part entière qui a besoin d'être protégé !

Aujourd'hui au nom du Droit des Femmes, des personnes préconisent l'avortement comme moyen d'expression de la liberté de la femme de disposer de son corps. Ne tombe pas dans ce piège ! Toi, tu es différente, tu es une jeune fille parfaite !

Cet être sans défense a besoin de vivre ! Qui sait ce qu'il deviendra plus tard ? Rien ne doit justifier un avortement. Voyons quelques idées avancées pour soutenir le droit à l'avortement.

. C'est mon corps, mon choix.

Pas ton corps, pas ton choix. Il est vrai que les gens parlent de l'avortement comme le «choix d'une femme». Le problème c'est que ce choix est en conflit direct avec le droit de vivre de l'enfant à naître. Une femme a peut-être le droit de faire ce qu'elle veut de son propre corps, mais certainement pas du corps de quelqu'un d'autre. Dès la conception, un nouvel être est créé, et cela est confirmé par la science Tu sais que ton corps est un don de Dieu, il ne t'appartient donc pas . sache que tu vas rendre compte à Dieu pour la gestion de ce bien qu'est ton corps.

. C'est juste un amas de cellules.

Les promoteurs de l'avortement veulent faire croire aux femmes que leur enfant n'est rien d'autre qu'un amas de cellules. En fait, des recherches scientifiques démontrent qu'avant le 25e jour, le cœur de l'enfant commence à battre. Au 30e jour, il a déjà son propre réseau sanguin, ses yeux, ses oreilles, et sa bouche. À la sixième semaine, on perçoit de l'activité dans son cerveau. Le bébé bouge et nage dans le ventre de sa mère à la septième semaine. À la huitième semaine, tous les organes sont déjà en place… le développement progresse, et à la onzième semaine, le bébé peut saisir des objets dans ses mains. Il approche la complétude au premier trimestre.

Il est important de savoir que l'enfant à naître peut ressentir la douleur à partir de la 20eme semaine de grossesse (si ce n'est pas plus tôt). La recherche scientifique montre qu'à partir de 12 semaines, et certainement rendu à 20 semaines, l'enfant à naître a toute l'anatomie et la biologie nécessaire pour percevoir et sentir la douleur.

L'avortement est donc un meurtre. Or Dieu dit dans sa Parole : Tu ne tueras point ! rien ne peut donc justifier un avortement qui met fin à la fin d'un être humain avant sa naissance. Quel drame !

. Et si la femme a été violée?

Premièrement, il est important d'expliquer que le viol constitue juste 1 % des raisons pour l'avortement. La majorité des femmes choisissent d'avorter leurs enfants pour des raisons sociales ou économiques.

Dans le cas de viol, il est absolument nécessaire que l'agresseur soit puni par la loi. Le viol est un acte de violence, et la victime doit être assistée au maximum. Cela dit, il n'est pas juste de tuer un enfant sous prétexte qu'il a été conçu dans le viol. L'avortement ne peut pas être utilisé comme une vengeance pour les mauvaises actions des autres. Si la mère ne peut pas soutenir l'enfant, elle devrait considérer l'adoption, qui est une alternative non violente qui répond aux besoins de l'enfant et de la mère.

. Si la vie de la femme est en danger, l'avortement est justifié.

Dans les cas où la vie de la mère est en danger, la majorité des personnes contre l'avortement sont d'accord que la mère doit poursuivre tout traitement médical (par exemple, chimiothérapie) dont elle a besoin, même s'il y a la possibilité d'effets négatifs sur l'enfant. Si le bébé meurt au cours du traitement de la mère, c'est considéré un avortement involontaire (comme une fausse couche). Un avortement involontaire, du point de vue moral, n'est pas condamnable parce que l'intention n'est pas de tuer l'enfant à naître.

DIS NON à l'avortement ! Ce n'est jamais une option !

Même si tu es tombée enceinte de manière accidentelle, tu t'es laissée aller un soir, tu as été victime d'un viol, l'homme refuse de reconnaitre la grossesse. Aucun de ces arguments n'est valable pour justifier un avortement. Dans certains cas, l'avortement a semblé sauver une réputation , apporter un soulagement pendant un temps. Mais en réalité, ce n'était qu'une illusion. Celles qui ont avorté ont connu des troubles psychologiques graves : anxiété, remords, dépression. Le souvenir de leurs actes les hante. Ceci leur arrive par ce que la vie humaine est sacrée.

Par l'avortement tu t'opposes au projet de Dieu, Créateur de la VIE

Par l'avortement tu commets un meurtre : tu ôtes la vie de ton semblable ; or Dieu dit dans sa sainte parole " qu'aucun meurtrier n'a la vie éternelle".

- Respecte et honore la vie. Donner la vie est une grâce, une bénédiction ! un enfant est le bien le plus précieux , un trésor !
- Refuse l'avortement, même si pour cela tu risque d'être rejetée par ta famille. Assume les conséquences de tes actes et penses à la joie que ce bébé va te procurer un jour.

Témoignage de Rebecca

Je suis tombée enceinte après une aventure avec quelqu'un qui disait m'aimer plus que sa vie. Quand je lui ai parlé de la grossesse, il m'a supplié toute une nuit à genoux pour que j'accepte de faire un avortement. Il craignait pour son poste qui serait menacé par cette grossesse hors mariage.

J'ai fini par accepter pour lui faire plaisir par ce que je l'aimais vraiment .

Six mois après l'interruption de ma grossesse, je me sentais mal dans ma peau. Je souffrais d'insomnie et de violentes migraines. J'ai aussi remarqué que je continuais de saigner en dehors des périodes de menstrues et je ressentais des douleurs au bas-ventre malgré les traitements médicaux.

Ma douleur fut grande à cause de l'attitude de Jonas. Il se montrait distant et agressif envers moi.

Il ne parlait plus de notre projet de mariage. Sa cousine m'a informée que la famille était hésitante à cause de mon état de santé. Elle craint que je ne sois dans l'impossibilité de faire un enfant à leur fils.

Une tante a fait pression pour qu'il m'épouse. Notre vie de couple ressemble à un enfer. Je souffre toujours de saignements et de douleurs au bas-ventre. Je vis dans le remords d'avoir tué mon enfant qui serait ma consolation. Je ne peux plus avoir d'enfant car mon utérus a été perforé. Ils me l'ont enlevé. Jonas a fini par demander le divorce. Ah, si seulement je n'avais pas avorté !

Témoignage de kanuyaba qui a refusé d'avorter

Yves était président de la jeunesse de notre église, un jour après la répétition de la chorale, je me suis rendue chez lui pour récupérer un cantique. Il m'a servi à boire et pendant ce temps ,il a fermé la porte de la chambre à clé. Lorsque je voulais me lever et rentrer chez moi, j'ai été prise de vertige et je me souviens m'être affaissée sur son canapé. J'ai compris plus tard, qu'il avait abusé de moi. J'en ai été tellement choquée, que je n'en ai parlé à personne.

Le mois suivant, mes menstrues ne sont pas venues. Je l'ai informé que j'étais enceinte. Il m'a demandé de me séparer de cette grossesse. Je pensais à mes parents, à mes études .

En apprenant la nouvelle, mon père m'a chassée de la maison. Yves a nié la paternité de la grossesse puisque j'ai refusé de me faire avorter . j'ai trouvé refuge dans un centre d'accueil. Toute la communauté m'a jugée de fille facile sans prendre la peine d'écouter ma version des faits. Ce fut la période difficile de ma vie.

Dieu m'a permis d'accoucher dans de bonnes conditions d'une belle fillette en parfaite santé.

J'ai repris mes études et réussis mon Baccalauréat l'année suivante. Aujourd'hui je travaille comme infirmière dans un centre de santé communautaire. Ma fille Ashley, est ma joie de vivre et ma source d'inspiration. Je suis reconnaissante à Dieu pour ce beau cadeau.

Jeune fille, parfaite, choisis la vie…

La vie est **une chance** : *saisis- la.*

La vie est **beauté** : Admire-là.

La vie est un **défi** : fais-lui face

La vie est un **devoir** : accomplis-le

La vie est **précieuse** : prends –en soin.

La vie est **richesse** : Conserve-le.

La vie est **amour** : jouis –en.

La vie est un **mystère** : perce-le.

La vie est un **combat** : Accepte- le.

La vie est un **bonheur** : Mérite-le

Auteur : Mère Theresa.

Extrait du Magazine **pour réussir ta vie sentimentale et sexuelle** de Jean –Bertrand Casterman.

Chapitre 7: Et Dieu créa l'amour !

. Amour et sentiment amoureux

Le sentiment amoureux signifie attirance et sympathie.
L'amour signifie acceptation et pardon.

Le sentiment amoureux est un désir superficiel.
L'amour est le respect de la personne.

Le sentiment amoureux aboutit parfois au mariage.
L'amour porte le mariage et est porté par lui.

Le sentiment amoureux est fondé sur les sentiments.
L'amour est fondé sur la volonté.

Le sentiment amoureux est imprévisible et inconstant.
L'amour est fiable et constant.

Le sentiment amoureux est fortement influencé par les hormones.
L'amour s'acquiert grâce à un entraînement permanent.
L'amour s'apprend et fait l'objet d'exercices.

Le sentiment amoureux est passager.
L'amour est durable.

Le sentiment amoureux est guidé par les sentiments.
L'amour est plus profond et plus fort que les sentiments.

Le sentiment amoureux fait des victimes lorsqu'il est rapidement récompensé et est prêt à payer un prix élevé lorsqu'il en tire lui-même un avantage.
L'amour comporte de l'abnégation, même lorsqu'il n'est pas récompensé.

Le sentiment amoureux n'est que fragmentaire, il se préoccupe de son propre avantage et non de la personne.
L'amour est global. Il ne profite pas seulement de l'autre, mais le renforce, le soutient et l'estime en tant que personne tout entière.

Le sentiment amoureux se crée une image idéale à laquelle le partenaire doit correspondre.
L'amour renonce à l'image idéale et accepte le partenaire tel qu'il est.

Le sentiment amoureux aime parce que le partenaire est ce qu'il est.
L'amour aime parce que le partenaire existe et veut rendre l'autre heureux.

Le sentiment amoureux demande : "Qu'est-ce qui est bon pour moi ?"

L'amour demande : "Qu'est-ce qui est bon pour lui ou elle ?

Le sentiment amoureux est purement humain et limité.
L'amour est divin et illimité.

Le sentiment amoureux est un indicateur de direction ...

... qui peut être inexact ou correct. C'est pourquoi tu dois, lorsque tu es arrivé à cet indicateur de direction, faire prudemment quelques pas en avant et regarder le paysage !

Que vois-tu ? Même si l'indicateur de direction est peint de couleurs lumineuses et fait de grandes promesses, il se peut malgré tout qu'il soit trompeur.
S'il t'amène à un endroit qui est prometteur, poursuis tes recherches ! Creuse maintenant les fondations et commence à y construire ta maison. Grâce au sentiment amoureux, tu as trouvé cet endroit. Mais, tu aurais peut-être pu aussi le trouver d'une manière différente.

Le sentiment amoureux est un assistant de l'amour ...

... un serviteur qui l'aide et lui rend la vie agréable. Mais, l'amour peut au besoin s'en sortir sans lui. Toutefois, lorsque le sentiment amoureux est seul, quand il est le seul à être là et qu'il n'y a personne d'autre, il est rapidement surmené.
Sa force et ses possibilités ne suffisent pas pour des tâches plus longues et plus difficiles. C'est pourquoi il est nécessaire qu'il ait un ami fort à ses côtés – l'amour.

Le sentiment amoureux peut être dangereux lorsqu'il travaille de manière trop autonome. C'est pourquoi il devrait être accompagné d'une équipe. Les mariages et les familles sont exposés à beaucoup de secousses. Il faut réaliser une construction solide. Ce qui signifie que deux personnes qui sont amoureuses l'une de l'autre ont en outre encore besoin, pour la construction de leur maison conjugale et de leur maison familiale, de bien plus que le seul sentiment amoureux : des réflexions avisées, la conduite bien claire de Dieu, un sage conseiller extérieur, une bonne autonomie et une certaine indépendance de la personne, etc.

L'amour aussi peut diminuer. C'est pourquoi les partenaires ont besoin "une connexion" à Dieu qui est amour lui-même. Dieu est la source de l'amour. Venant de lui, de l'amour peut être insufflé à nouveau dans la relation et remplir notre "réservoir d'amour" vide.

" Qui n'aime pas n'a pas connu Dieu, car Dieu est amour. " 1Jean 4,

AMITIE ENTRE Garçons ET FILLES :

JUSQU'OU ET DANS QUEL BUT ?

L'amitié, une bénédiction de Dieu

"*Il y a tel ami plus attaché qu'un frère*" (Prov.18. 24).

L'amitié vient du mot (Philantropia). Il correspond à l'affection réciproque et durable de deux personnes qui naît de la convenance entre leurs caractères, leurs goûts, leurs préoccupations sans qu'intervienne les liens de famille ou l'instinct sexuel.

La fidélité et le dévouement sont des éléments essentiels de l'amitié.

Le seigneur Jésus donne trois indications en Jean 15.13-15 :

« Personne n'a un plus grand amour que celui-ci qui laisse sa vie pour ses amis »

« Vous êtes mes amis si vous faites tout ce que moi je vous commande »

« Je vous ai appelés amis , parce que je vous fais connaître tout ce que j'ai entendu de mon Père »

Jonathan et David donnent les principes de l'amitié 1Sam.

L'abandon de soi par amour

L'alliance de l'amour

Les souffrances de l'amour

La communion de l'amour

Le sacrifice de l'amour

Le témoignage de l'amour.

Le choix de l'amour

La réponse de l'amour

Le souvenir de l'amour.

Est-il possible que les hommes et les femmes soient « juste amis » ?

« On est juste amis, hein ? »

C'est dans ce monde que nous évoluons aujourd'hui. De l'école au travail , hommes et femmes se mélangent. Mais peuvent-ils réellement être amis, juste amis ?

D'après la Bible, oui. Mais il est sage d'avoir quelques limites et directives.

L'apôtre Paul nous donne un guide simple sur la façon dont les hommes et les femmes peuvent être amis : « Ne réprimande pas rudement le vieillard, mais exhorte-le comme un père, les jeunes hommes comme des frères, les femmes âgées comme des mères, les jeunes comme des sœurs, en toute pureté. » (1 Timothée 5.1-2) Par conséquent, traitons les jeunes hommes et femmes comme des frères et sœurs, et les plus âgés comme des parents, « en toute pureté ».

L'Église devrait continuer à fixer ces limites dans les amitiés aujourd'hui, surtout dans les amitiés entre un homme et une femme célibataire.

Quelques conseils précieux pour les femmes

Premièrement, mesdemoiselles :

- **Arrêtez de sortir avec des gars dans votre tête.** Ne partez pas du principe qu'un garçon veut être plus que votre ami tant qu'il ne l'a pas clairement exprimé.
- **Ne manipulez pas.** Ne vous mettez pas en quatre pour attirer l'attention d'un garçon.
- **Arrêtez de flirter.** La façon dont vous communiquez avec les hommes devrait leur donner envie de ressembler davantage à Christ, et non de vous chercher plus qu'ils ne cherchent le Seigneur.
- **Ne laissez pas paraître vos sentiments.** Vos frères autour de vous ne font pas partie de votre groupe de croissance. Si ce que vous partagez avec eux (souffrance ou réjouissance) ne rend pas gloire à Dieu, ne le partagez pas.
- **Habillez-vous de façon modeste.** Ne distrayez pas vos frères ; ils ont déjà suffisamment de distractions dans le monde.

Est-il possible que les hommes et les femmes soient juste amis ? Absolument, si l'on se traite comme des frères et sœurs en toute pureté, si l'on abandonne son profit personnel égoïste, et si l'on s'honore mutuellement comme on honore sa famille.

Et toi, comment vis-tu tes amitiés avec l'autre sexe ? As-tu d'autres conseils ?

L'histoire biblique de l'amitié de David et Jonathan nous confronte à une vraie amitié, qui va bien au-delà de la plupart des relations que nous vivons avec nos amis !

« Alors que David finissait de parler à Saul, Jonathan s'attacha à lui. Jonathan aima David comme lui même. »

L'amitié biblique, c'est quoi ?

Ce premier verset du chapitre 18 du premier livre de Samuel est déjà marquant, et ce n'est que le début... Dans les chapitres 18 à 20, on trouve le récit l'amitié entre Jonathan, le fils de Saül alors roi d'Israël, et David, oint de Dieu. Il nous est surtout parlé de l'attitude de Jonathan envers David dans les circonstances difficiles de la haine, la jalousie de Saül...

On trouve ainsi **plusieurs principes concrets de l'amitié** :

- 18.1 / 20.17 : les deux hommes « s'aimaient comme eux même ».
- 19.1-7 : à ce moment là, Saül projette de faire mourir David. Jonathan le sait et il protège David en parlant de lui en bien devant Saül. Jonathan aide David concrètement dans ses difficultés.
- 20.14 : « Que veux tu que je fasse pour toi ? » Alors que David parle à Jonathan de l'hostilité que Saül a envers lui, Jonathan veut l'aider, il est disponible.
- 20.12-16 : les deux hommes prêtent serment et Jonathan promet à David de chercher à connaître les intentions de son père. Jonathan s'engage ainsi pour aider David, lui promet d'agir, et au chapitre 20 versets 27-33, il risque sa propre vie pour son ami !
- 20.34 : Jonathan vient de se faire insulter par son père, qui a même tenté de le tuer. Pourtant sa tristesse ne vient pas de là : « Il était très inquiet au sujet de David, que son père avait gravement insulté. » David a pour Jonathan plus d'importance que lui même !

Quel contraste avec ma propre attitude envers mes « amis » ! Un comportement parfois bien tiède avec peu d'intérêt pour les autres... On pourrait au contraire résumer l'amitié de Jonathan et David en quelques mots : **amour** (à la base de tout !), **disponibilité**, **engagement**, **importance** (voire primauté) **des intérêts de l'autre**... Jonathan est ainsi pour nous un modèle de l'ami que nous devrions être !

L'amitié biblique, envers qui ?

En tant que chrétien, développer ces amitiés est important, et particulièrement avec tes amis chrétiens. Vis cette amitié, ce don de soi pour progresser dans la foi, partager, aider, encourager. Rencontrer des frères et sœurs n'est pas réservé au dimanche ! Dieu te donne l'occasion d'avoir des amis chrétiens, alors développe ces relations avec eux. Par exemple, lire chacun le même texte biblique puis en parler ensemble te permettra vraiment de grandir dans la foi ; échange aussi des sujets de prière et engage toi ainsi pour l'autre ; ...

Vivre ces principes avec tes amis non chrétiens est tout aussi important. L'amitié de Jonathan et David est basée sur la disponibilité, l'engagement par amour. Concrètement, accepte de passer du temps avec un ami plutôt que d'avoir ce temps pour toi ; sois à l'écoute des difficultés de l'autre pour prier pour lui et l'aider. Si nous vivons de telles relations, nous serons, grâce à cela des témoins et nous aurons des véritables occasions de témoignage. Que notre vie montre l'amour que Dieu porte à chacun !

Mission...possible !

Pour être des amis sur lesquels on peut compter, il nous faut prier. Notre cœur est de nature si égoïste, on a tendance à nous préoccuper de nos propres besoins. Mais Dieu peut, par son Esprit, nous transformer : prions pour qu'Il nous donne un cœur qui aime vraiment !

Voici quel est mon commandement : aimez-vous les uns les autres comme moi-même je vous ai aimés. Il n'y a pas de plus grand amour que de donner sa vie pour ses amis. Jean 15. 12-13

Veux-tu être mon ami ? »

Accepter / Refuser.

Ce scénario est devenu très courant aujourd'hui avec les réseaux sociaux tels que Facebook. Confronté à un usage si léger du mot « amitié », il est sûrement approprié pour toi, chrétienne de te demander ce qu'est la vraie amitié, l'amitié selon Dieu. Pour cela, rien de tel que le livre des Proverbes, guide par excellence, révélant la sagesse divine pour notre quotidien. Voici quelques pistes pour t'aider dans ta réflexion. Lors de ta lecture, pose-toi la question suivante : « Suis-je une bonne amie ? »

Le bon ami/La bonne amie...

- montre à ses amis la bonne voie, celle de Dieu et de la sagesse (12.26).
- cherche l'amour en couvrant et en pardonnant les fautes (17.9).
- est plus proche et attaché(e) qu'un frère (18.24).
- aime la pureté du cœur et a la grâce sur ses lèvres (22.11).
- dit la vérité même si il/elle risque de fâcher ou de blesser (27.5, 6).
- conseille avec douceur et avec sagesse (27.9).

Le mauvais ami/La mauvaise amie...

- l'est par intérêt, financier ou autre (14.20 ; 19.4, 6, 7).
- excite des querelles et divise les amis (16.28).

- rappelle aux autres leurs fautes et leurs torts (17.9).
- n'est pas fidèle lors de la détresse de ses amis (18.24).
- est flatteur/flatteuse et cherche à plaire aux autres (19.4, 6).
- ne réprimande pas de peur de perdre la faveur des autres (27.5).

Alors, quel genre d'ami(e) es-tu ?

Il y a sûrement un point qui t'a interpellé. Peut-être as-tu réalisé que tu avais peur de reprendre tes amis de peur de les blesser, ou peut-être as-tu l'impression que tes amitiés sont trop superficielles. Quoi qu'il en soit, que ces versets t'encouragent à tendre vers des amitiés sincères et authentiques, dans lesquelles l'amour et la vérité s'unissent en parfaite harmonie...

PEUT-ON AIMER ?

On peut et on doit aimer au sens premier du terme : « *tu aimeras ton prochain comme toi même* » Matt. 22 v. 39.

Il est normal d'avoir des sentiments pour l'autre sexe : Gen. 2 v. 18, 22. "Il n'est pas bon que l'homme soit seul". L'être humain (Adam) complet, dans l'ordre de la création , c'est l'homme + la femme (Gen. 5. 1, 2

Le cadre voulu par Dieu pour vivre ces sentiments est le mariage : Gen. 2 v. 23, 24. Il a prévu pour le couple une union forte et durable : « *ils seront une seule chair* », source d'épanouissement et de stabilité.

Le couple humain est comparé à Christ et à l'église. Dans cette dimension spirituelle voulue par Dieu : Christ et son épouse forment une plénitude (Eph. 5. 23). L'église est comparée à "une vierge chaste fiancée à un seul mari " (2 Cor 11,2). La chasteté va plus loin que la virginité : Elle évoque une totale pureté, c'est à dire la réserve sentimentale pour un être unique.

Une relation répétée avec une personne du sexe opposé présente des dangers, elle peut dériver en relation "interdite.

La difficulté pour la jeunesse :

Un décalage de plus en plus grand entre l'épanouissement de la sexualité et l'âge du mariage.

Prenons exemple sur Daniel le prophète, homme de décisions : "*je ne me souillerai pas*".

La tentation des jeunes est le sexe, celle des gens de 40 ans est la gourmandise, celle du troisième âge est l'insatisfaction. (1 Cor. 10. 13)

Le mariage est un engagement pour la vie ; le flirt un divertissement à caractère égoïste.

Le mot flirt est un mot anglais dérivé du verbe français « fleureter » apparu au XIIe siècle pour désigner l'action de « conter fleurette », c'est à dire de tenir des propos galants à une gente damoiselle.

Disons tout de suite que tenir des propos galants est tout à fait louable de façon générale. Mais il faut définir le flirt dans son acception conventionnelle auprès des adolescents : flirter, c'est avoir des relations sentimentales (déclarer son amour, s'embrasser...) sans aller jusqu'aux relations sexuelles, et sans engagement durable à priori.

Ce n'est pas dans le plan de Dieu : une seule chair = mariage, une aide qui lui corresponde, et donc pas une multitude de conquêtes !

Ce n'est pas bon pour toi : déception, chagrin d'amour, ...

Ce n'est pas bon pour la société : ça prépare à l'instabilité affective = divorce, enfants délaissés, ...

Le fait de résister te forme à la patience.

Cela peut être dangereux : cela peut vite déraper en relation sexuelle non approuvée par Dieu.

L'amitié est indispensable. Elle est vécue d'une manière heureuse sous le regard de Dieu. Si des sentiments amoureux s'éveillent, Dieu a prévu un cadre bien défini, qui respecté apportera épanouissement et bonheur.

Témoignage :

« J'ai préservé ma virginité, mais j'ai perdu ma pureté »

Parfois nous sommes prêts à faire tout notre possible pour éviter de tomber dans les péchés pour lesquels nous éprouvons une plus grande faiblesse.

Il y a quelques semaines j'ai eu un appel d'une de mes amis qui m'annonçait alors qu'elle venait d'avoir un petit ami. Je lui ai demandée ce qu'elle comptait lui dire concernant la façon dont ils allaient préserver leur pureté. Elle m'a dit qu'ils en avaient déjà parlé, qu'ils allaient y aller doucement et qu'il considérait sa virginité autant qu'elle.

Cela m'a fait penser à deux choses :

- Qu'est-ce que signifie « y aller doucement » ?
- Selon les gens, quelle est la différence entre la pureté et la virginité ?

Les couples à travers le monde se vanteront « d'y aller doucement », mais qu'est-ce que cela signifie réellement ? Cela signifie-t-il la même chose pour chacun d'entre eux ? Où commencent et s'arrêtent les frontières physiques de chacun ? Est-ce que « y aller doucement » signifie seulement s'embrasser ? Et de quelle façon ? S'embrasser debout est totalement différent et pas aussi stimulant que de s'embrasser allongé sur un lit.

Je pense qu'un grand nombre de personnes aujourd'hui, lorsqu'ils parlent de protéger mutuellement leur pureté, confondent pureté et virginité. L'accent est donc mis sur la définition que l'on donne à la virginité et les limites physiques placées par chacun afin de se garder vierge.

Ainsi, dans de nombreuses personnes sont « techniquement vierge » mais ont compromis leurs corps, leurs pensées et leur cœur, afin de se préserver vierge. Pourtant il y a beaucoup plus de choses à tirer d'une vie de pureté que d'une vie d'abstinence sexuelle. La pureté est un mode de vie. C'est une façon d'être qui se vit au quotidien. La pureté n'est pas un choix, c'est un commandement de Dieu.

Dieu créa le sexe comme étant quelque chose de bon. La Genèse nous dit qu'il l'a créée dans le but d'en jouir et de nous reproduire, « afin d'être féconds et se multiplier ». C'est la raison pour laquelle il nous a donné une partie du corps spécialement faite pour le plaisir sexuel et la procréation. Cependant, Dieu a réservé l'intimité sexuelle pour le cadre du mariage, et c'est le seul contexte où elle est approuvée et bénie par lui. Les relations sexuelles comprennent un profond et puissant niveau d'intimité et de vulnérabilité. Dans le plan de Dieu, la seule relation qu'il ait faite dans laquelle se vit et se développe ce niveau d'intimité, c'est un mariage selon son plan entre un Homme et une Femme, mari et femme.

La dimension de l'intimité physique entre un homme et une femme a été créée par Dieu. L'intimité physique (se tenir la main, le toucher, le sexe, etc) est naturelle. Sans aucun doute, c'est une chose agréable. Il est naturel pour un homme et une femme de désirer explorer la nudité réciproquement. Il est naturel d'être mutuellement stimulé ou éveillé par les sens, les sons, le touché ou même l'odeur. Je crois que c'est une raison pour laquelle il est tant difficile de vivre la pureté, car c'est un combat constant contre la chair, concernant quelque chose de naturel. Cependant, nous devons nous rappeler que la pureté est un don sacré de Dieu.

« Si quelqu'un est en Christ, il est une nouvelle création. Les choses anciennes sont passées ; voici, toutes choses sont devenues nouvelles. Et tout cela vient de Dieu, qui nous a réconciliés avec lui par Christ, et qui nous a donné le ministère de la réconciliation. » 2 corinthiens 5.17-18.

Lorsque nous nous sommes abandonnés à Christ, nous avons dans la richesse de sa gloire, la grâce d'être renouvelés dans notre connaissance de Dieu, d'être transformés dans notre façon de penser et nos habitudes. Toutes ces choses nous donnent de refléter la sainteté de Dieu, sa pureté et la plénitude de son esprit.

Ainsi, quelle est la vérité concernant le sexe et la pureté ? Dieu a créé le sexe, et bien qu'il soit naturel, il nous a revêtus de sa pureté. C'est surnaturel mais c'est bien la puissance de Dieu. La seule raison pour laquelle nous sommes appelés vierges est parce que nous n'avons pas eu de rapports sexuels, nous n'avons pas progressé dans la chronologie naturelle de l'humanité. Mais la seule raison pour laquelle nous pouvons dire que nous sommes purs c'est parce que Dieu nous a appelés ainsi. La définition de la pureté est « moralement saint et irréprochable ». La seule raison pour laquelle nous sommes moralement purs, sans tâche, c'est à cause du sang de Jésus. Par son sacrifice parfait à la croix, il nous a appelés purs. L'impureté est quelque chose qui est inacceptable pour Dieu. Ainsi par déduction, la pureté peut être définie comme étant quelque chose d'agréable à Dieu.

On peut donc se poser la question : la pureté vient-elle de ton abstinence sexuelle ? Non, si tu contournes les principes par des voies détournées. Si la pureté était uniquement basée sur le sexe, alors après mon mariage je n'aurai plus eu le besoin d'aspirer à vivre une vie de pureté.

L'abstinence sexuelle est une bonne chose, mais la pureté n'est pas définie par ton abstinence. Cette réflexion entre au cœur du sujet. Avant d'embrasser, de prendre par la main, de flirter, quelles étaient tes intentions ? A quoi est-ce que tu pensais ? Qu'est-ce que te disait ta chair ? Quels étaient tes désirs ?

« Je n'avais jamais saisi la valeur de ma pureté jusqu'à ce que je l'aie délibérément abandonnée.

J'ai compromis mon corps, mes pensées et mon cœur car j'étais plus préoccupée par ce que mon petit ami penserait de moi si je refusais d'aller plus loin. J'ai toujours grandi avec le désir que ma première fois serait le jour de ma nuit de noce. Et pourtant après l'université j'ai commencé à sortir avec un homme de mon Eglise. Nous n'avions jamais parlé de nos limites… En même temps, pourquoi est-ce qu'on aurait dû ? Il était chrétien, j'étais chrétienne. Il n'y avait rien à craindre,

non ? »

(Alerte info : les chrétiens ne sont pas immunisés contre la tentation !) Il n'y a pas eu de discussion sur les limites physiques avant le fameux moment où l'on peut dépasser les limites. La tentation d'explorer notre corps était constante et la pression élevée.

« J'étais convaincue que je n'irai pas plus loin qu'embrasser avant le mariage. Mais comme toutes les tentations, lorsque nous flirtons, le franchissement des limites n'est qu'une question de temps. Je l'ai laissé toucher des parties de moi qui n'appartiennent qu'à mon mari. Mes pensées étaient bombardées par les mensonges de l'ennemi. J'étais d'un coup beaucoup plus sensible à la question, « Jusqu'où puis-je réellement aller ? » plutôt que d'essayer de comprendre ce qui importe à Dieu concernant la pureté. En tant que chrétien nous aimons jouer au jeu auquel notre échec est assuré :

Jusqu'où puis-je aller tout en restant "chrétien" ?

« J'étais seule, j'avais honte et je n'avais personne à qui en parler. J'étais si confuse parce que j'étais toujours techniquement vierge. J'avais grandi dans l'église et avais entendu tant d'enseignement disant que la pureté était le fait de se garder vierge pour son futur époux. Ainsi j'étais vraiment confuse, partagée entre la honte et la question de savoir si j'avais vraiment eu une relation sexuelle ? Bien que j'aie conservé ma virginité, j'avais abandonné ma pureté. Il était clair pour moi à ce moment que mes actions n'étaient pas acceptables selon les exigences de Dieu. Lorsque j'ai choisi l'impureté, j'ai bafoué le don de la pureté que Jésus s'était acquis pour moi par sa mort. J'ai réalisé que si je ne considérais pas ma pureté comme un don donné par Dieu, est-ce que je réalisais, valorisais vraiment ce que Christ avait fait pour moi sur la croix ?

J'ai appris beaucoup sur la différence entre la pureté et la virginité durant cette période de ma vie. La pureté est un chemin de vie, et ma virginité quelque chose que je donne. Ce qui comptait c'était ce que j'avais choisi de faire avec la connaissance que j'ai maintenant concernant la pureté.

Je me demandais souvent comment est-ce que j'allais préserver ma pureté avec mon fiancé avant le mariage, et si j'aurais vraiment la force de me battre pour la préserver. Jusqu'à ce que le Seigneur me mette au défi, en me mettant à l'esprit l'idée de ne pas embrasser mon petit ami avant que je ne sois sûre qu'il devienne mon mari.

Ma première réponse au Seigneur a été : « Sûrement pas. Quel homme voudra être avec moi si je lui dis d'office que l'on ne s'embrassera pas ? »

Puis, Dieu m'a dit : « Danielle, est-ce que c'est ce que tu veux ? Es tu prête à faire tout ce qu'il faut pour protéger ta pureté, celle de ton futur mari et la pureté de votre relation ?

A la suite de cela j'ai décidé de faire un bon dans ma foi. J'ai décidé d'attendre jusqu'à ce que je sois fiancée avant d'embrasser mon mari. (*A ce stade que les choses soient claires : je ne suis pas en train de dire qu'embrasser est un péché ou que tout le monde doit attendre jusqu'au mariage. Je raconte tout simplement mon témoignage et explique comment est-ce que Dieu m'a conduit à davantage lui faire confiance.*) J'ai pris cette résolution avant que mon mari et moi soyons ensemble. La chose amusante dans cette histoire c'est qu'au même moment, Dieu était en train de convaincre mon mari à ce sujet. Lorsque Rony et moi avons fait le choix de ne pas s'embrasser, Dieu nous a conduits dans des romances tellement variées, des choses dont j'ignorais vraiment l'existence. Cela éveilla quelque chose de spécial en nous.

Le choix de préserver ma pureté, tel un don de Dieu, a commencé premièrement dans mon cœur et mes pensées. Parfois nous arrivons à un point où nous devons faire tout notre possible pour éviter d'être dans une situation de chute.

Donc, je te pose la question : es-tu prêt à faire tout ce qu'il faut pour marcher dans la pureté ? Es-tu prêt à détruire tous les dvd, magasines, sites web, etc... qui te tentent à la pornographie, et à compromettre ton futur mariage ? Es-tu prêt à arrêter de parler à une personne qui éveille sans cesse en toi un désir sexuel ? Es-tu prêt à poser des frontières physiques avec la personne que tu fréquentes, quand bien même les gens te diront que ce n'est pas normal ?

Désires-tu toujours prier et écouter ce que Dieu a à te dire sur le sujet ou as-tu peur de t'approcher de lui ?

Parfois nous devrions être prêts à tout pour nous protéger et éviter de tomber dans les péchés qui nous tentent le plus. La pureté c'est maintenant !

Source : https://www.larebellution.com/2015/07/14/jai-garde-ma-virginite-mais-pas-ma-purete/

Pièges à éviter dans le choix de son conjoint.

Si vous êtes une femme de Dieu, ne vendez pas votre patrimoine spirituel en épousant un homme qui ne vous mérite pas. La décision la plus intelligente que vous puissiez prendre est d'attendre un homme qui soit réellement livré à Jésus-Christ.

Traduit de l'anglais par Aisha. L'auteur de cet article, J. Lee Grady.

Je suis choquée par ce que je lis souvent sur les réseaux sociaux. Trop de femmes sont naïves et se font avoir, faisant confiance et se donnant intimement à un homme qui n'en a franchement « rien à faire » d'elles. Après, le tout se termine par des regrets, un cœur brisé, des blessures émotionnelles ; et quelques fois des conséquences plus importantes : un enfant qu'elles vont devoir élever seules, des difficultés financières et sociales, une MST, etc.

D'autres femmes, se sont engagées trop vite dans le mariage, ont donné leur cœur, et ont confié la responsabilité de leur vie à un homme, mais sans jamais l'avoir éprouvé, pour s'assurer qu'il en était digne. Aujourd'hui... que de souffrances !

*Gardez-vous de donner aux chiens ce qui est sacré, et ne jetez pas vos perles devant les porcs, de peur qu'ils ne piétinent vos perles et que les chiens ne se retournent contre vous pour vous déchirer. **(Matthieu 7 :6**, SEM)*

Pour beaucoup d'entre nous femmes, s'ouvrir intimement à un homme c'est lui donner ce qu'on a de plus précieux. C'est tout lui donner. Et que de douleurs après, quand on se rend compte qu'on a fait confiance à la mauvaise personne !

Un conseil à une jeune sœur.

J'adresse ce conseil à une jeune sœur aujourd'hui : la société banalise les rapports intimes en dehors du mariage. Mais nous chrétiens savons que Dieu veut que nous nous gardions dans la pureté sexuelle. Et c'est pour notre bien ! Ma sœur, tous les hommes qui disent « je t'aime » et qui t'appellent 10 fois par jour n'ont pas nécessairement un amour vrai et ne sont pas tous qualifiés pour goûter à ce que tu as de plus précieux. Réserve ton trésor à celui qui, au-delà des « je t'aime », va en « payer le prix » et qui va s'engager fermement vis-à-vis de toi. Tu t'éviteras bien de souffrances inutiles !

Souviens-toi de ceci. Bien souvent, les jeunes femmes utilisent le sexe pour obtenir l'amour, mais les hommes utilisent l'amour pour obtenir du sexe. Donc ce n'est parce qu'il t'appelle 10 fois par jour, t'offre des cadeaux, te dit souvent « je t'aime » qu'il t'aime sincèrement et qu'il est qualifié pour s'approprier ce que tu as de plus précieux.

Garde ce que tu as de plus précieux pour l'homme qui saura en apprécier la valeur, et qui aura payé le prix (en t'épousant). Garde-toi pure pour celui qui saura valoriser ce que tu es.

Conseil à une femme qui se prépare à choisir son conjoint

Et à une femme qui se prépare à choisir son conjoint, je voudrais dire : ne choisis pas un homme simplement par rapport à son apparence extérieure ou à sa capacité à te donner des frissons ou à faire trembler ton cœur. L'homme que tu vas choisir sera ton leader, le chef de famille, celui qui aura la responsabilité de donner une direction à ta vie et à la vie de tes enfants. Ses décisions et ses choix de vie vont t'influencer grandement !

Donc avant de confier de si grandes responsabilités à un homme, avant de lui confier ce leadership, et ce niveau d'autorité dans ta vie, éprouve-le et vois s'il est digne de confiance. Observe-le pour savoir s'il est responsable, s'il est déjà digne de confiance aujourd'hui avec le peu qui lui est confié.

Ma fille, ton cœur et ta vie sont **précieux**. Confie-les à quelqu'un qui saura en apprécier la valeur et en prendre soin de façon responsable. Ma fille, ton cœur et ta vie sont **précieux**. Confie-les à quelqu'un qui saura en apprécier la valeur et en prendre soin de façon responsable.

Un responsable des jeunes a fait une réflexion pertinente que je souhaite partager avec toi. Pour lui , ces trois questions sont essentielles :

6. Est-ce qu'il aime le Seigneur Jésus-Christ ?
7. Est-ce qu'il craint le Seigneur Jésus-Christ ?
8. Est-ce qu'il aime l'œuvre de Dieu ?

Ce sont , à mon sens , des critères non négociables.

Hello, Belle au Bois Dormant, voilà un article rien que pour toi !

Les garçons ont des yeux.

(Tu l'avais remarqué!). Ils sont « visuels » comme nous l'avons vu dans le dernier article. C'est comme s'ils avaient un neurone qui relie directement les yeux au cerveau, et quand ils voient quelque chose de trop stimulant, boom, c'est l'explosion hormonale dans le corps entier ! D'accord, ce n'est peut-être pas très scientifique, mais ça correspond pas mal à la réalité. Alors, ça veut dire quoi pour toi, Belle au Bois Dormant ?
Une responsabilité.
Le fait de réaliser cela

a va peut-être avoir une influence sur ton comportement, ton habillement. Un décolleté un peu trop plongeant, un jean un peu trop slim, un pantalon blanc un peu trop transparent vont attirer son regard, oui, mais aussi souvent faire l'effet d'un détonateur de pensées malsaines. Je ne veux pas te dicter comment tu dois t'habiller, mais parfois certaines façons de se vêtir, qui sont devenues presque « normales » pour les filles, restent des détonateurs d'explosion pour les garçons. Sois-y sensible !

Plus qu'une poupée Barbie.
Tu es jolie, j'en suis sûre. Vouloir plaire aux garçons est naturel. Mais tu ne veux pas être juste une poupée Barbie séductrice, qui déclenche chez les gars un mécanisme hormonal qui aurait pu être déclenché par n'importe quelle autre poupée Barbie, n'est-ce pas ? Tu vaux bien plus que ça. Tu peux être une fille selon le cœur de Dieu et cultiver des vertus profondes.

Aider les garçons.
Passe à l'action , Belle au Bois Dormant : fais attention à ce que tu montres, à comment tu t'habilles, à comment tu te comportes, à tes attitudes. Aide les garçons à « maîtriser leur corps », ne leur rends pas la vie difficile.
Si tu recherches la pureté, tu peux aussi aider les garçons qui le désirent à être purs ! « Veillons les uns sur les autres, pour nous encourager mutuellement à l'amour et à la pratique du bien ». (Hébreux chapitre 10, verset 24). Tu as un rôle à jouer. Avec

l'aide de Dieu, tu pourras créer des amitiés profondes et saines et ne pas être obnubilée par le désir de séduire.

Un jour ton prince viendra

Même si les garçons sont « hyper visuels », quand sera venu le moment pour ton prince charmant d'envisager une relation sérieuse, il recherchera d'autres qualités en toi que les qualités « poupée Barbie » ! Alors on va se mettre à les cultiver non ?
Je pense à certaines de ces qualités : douceur, fidélité, intelligence, serviabilité, humour… Tu en vois certainement d'autres. Dieu t'aidera.

Écrit par Natania Eicher . Publié dans Le sexe vraiment nu.

Chapitre 8 : Quand l'amour fait mal !

Quand la déception amoureuse nous frappe de plein fouet..

Alors que tout est beau, tout est rose et tout est violet, malheureusement un événement vient entacher notre vie. cette personne nous a déçu. Celle-là même à qui nous faisions confiance, cette personne est celle sur qui on compte le plus, sur qui repose nos projets futurs, sur qui on base notre vie...

Malheureusement, tout s'arrête, notre relation a pris fin, par un acte de non retour, une tromperie ou encore une mésentente qui vient tout gâcher. C'est alors que la tristesse mélangée à la mélancolie et la nostalgie des bons moments passés ensemble viennent se mêler à ce sentiment de **déception amoureuse** qui fait si mal.

Pourquoi une déception amoureuse est-elle si difficile à guérir?

Les sentiments ne se contrôlent pas, c'est bien connu! Malheureusement, on veut tout oublier, et repartir de l'avant mais rien y fait, on y pense, on y réfléchi, on cherche à savoir pourquoi le couple est brisé. Tant de doutes et de questions, qui rendent ce moment si difficile.

Les espoirs mis en cette relation sont le signe de l'importance que l'on donnait à notre couple, que l'on croyait si solide. Du jour au lendemain, les désillusions présentes nous ramènent à une réalité difficile à vivre, celle d'une rupture qui nous fait mal et que l'on a pas vu venir, voilà pourquoi **guérir d'une déception amoureuse** relève parfois de l'exploit, tant on s'est investi dans la relation, et pour laquelle, on se voyait déjà réaliser de grands projets avec l'être tant aimé!

Plus grande est la force de notre amour, plus dur est la chute et plus intense est la **déception amoureuse**. Toucher au plus profond de notre âme, de notre sensibilité, il faut alors faire preuve de force et de courage pour **surmonter une déception amoureuse**.

Le « qu'en dira-t-on », le regard des autres est très difficile à accepter, dans une société ou les réussites que se soient professionnelles ou relationnelles et privées sont importantes. Voilà pourquoi **vaincre une déception amoureuse**, n'est pas facile, surtout si l'entourage familiale et les amis ne répondent pas présent!

Les 7 façons de **surmonter une déception amoureuse.**

1. **Comprendre pourquoi et comment** cette rupture est arrivée et a donné lieu à une **déception amoureuse** qui te laisse K.O. En effet, plus tu auras de réponses à tes questions, et moins la douleur sentimentale sera difficile à vivre.

2. Oser se remettre en question . Cette attitude te donnera la possibilité de corriger « le tir » afin de ne plus les commettre dans une prochaine relation de couple. Les leçons apprises ainsi des erreurs enrichissent et permettent de mieux avancer dans la vie.

Un couple solide est fait d'expériences passées et de défaites qui nous font devenir plus prévoyant et plus fort en amour.

3 . Sois positive

Fais une synthèse de votre « ex-couple » qui te fait aujourd'hui tant souffrir. Poses-toi les questions suivantes: En valait-il la peine? Étais-je vraiment heureuse avec lui ? Peut-être vais-je rencontrer dans le futur une personne plus compatible avec mon caractère et ma vision de la vie? Étais-je vraiment moi-même dans notre relation? Est-il vraiment raisonnable d'entrevoir ma vie et des enfants avec cette personne?

Au fond de toi, certaines questions posées, te donneront vite des réponses..

4. Bats -toi!

Sors, rencontres des gens, donnes-toi les moyens de ne plus y penser et de profiter de la vie! N'oublies pas que nous n'avons qu'une vie et que le temps passe vite, aies la pensée positive!

5. Attention de ne pas se voiler la face!

Tu joues à la dure , et tu penses que cette déception amoureuse ne touche pas? Détrompe-toi ! Il est parfois difficile de ne pas être affecté par l'absence d'une personne qui a vécu dans ta vie quelques mois, voire quelques années.

Après coup et après avoir fait l'indifférente face à cette déception, la peine et le goût amer que tu ressens te feront comprendre que les sentiments sont difficiles à gérer et qu'il ne faut pas les ignorer!

Accepter d'être triste et nostalgique c'est déjà un bon cap à franchir pour réussir à faire le deuil et l'acceptation de la relation brisée!

6. Sois patiente !

Ne te précipites pas dans les bras d'un autre pour te consoler! Grave erreur, tu ne feras que comparer les qualités et les défauts de celui-ci à votre ex.

Cette nouvelle relation sera basée sur la pitié que pourrait ressentir ton nouveau partenaire pour toi , et pourrait dès lors, se transformer en meilleur ami plus qu'en amant!

Prends le temps d'être seule pour surmonter et guérir de cette déception amoureuse. Ne jamais commencer une nouvelle relation, sans être sûr de ne plus avoir de sentiments pour son ex.

7. Prends soin de toi.

S'occuper de soi, est une des meilleures façons de vaincre une déception amoureuse. En effet, prendre un bon bain chaud régulièrement, prendre des vacances, du temps libre entre amis, sont d'autant de façon qui t' aideront à oublier et finalement. Tu verras que le bonheur, se construit parfois seul; il suffit de vouloir ne plus souffrir pour quelqu'un d'autre!

Au début, il est important de te décharger, en discutant avec les amis proches, avec la famille ou simplement en pleurant. Te libérer des peines et des préoccupations est une bonne façon de commencer à surmonter la déception amoureuse. En plus, il est toujours intéressant d'écouter ce que les personnes qui nous connaissent bien ont à dire, et suivre leurs conseils si on considère cela opportun.

Quel que soit le motif de la déception amoureuse, c'est le moment de penser à toi. Ne reste pas enfermée à souffrir ou à te morfondre. Décides- toi à aller de l'avant. Commence par sortir de la maison avec les amis, faire de nouveaux plans, voyager hors de la ville et essayer coûte que coûte de casser la routine.

Souvent, les choses négatives qui nous arrivent sont les meilleures motivations pour changer certaines choses dans nos vies. Utilise cette déception amoureuse en ta faveur pour changer les choses, par exemple commence une nouvelle activité de loisir. Commence à faire tout ce que tu as toujours souhaité et qui te fera te sentir beaucoup plus heureuse et comblée.

Remplis ton quotidien d'occupations. C'est une bonne solution pour surmonter la déception amoureuse, ça t' aidera à te distraire à tel point que tu pourrais passer toute la journée sans penser à cela. En plus, c'est une bonne excuse pour rester actif en ayant constamment des projets et de nouvelles idées.

Beaucoup de fois, les tristesses nous font nous oublier nous mêmes et qu'il y a un monde dehors. Ne laisse pas cela t' arriver. Fais attention à ta santé, nourris-toi correctement et, un grand conseil, commence à pratiquer un sport ou de l'exercice physique : la marche par exemple.

Cesse de culpabiliser à cause de la déception amoureuse. Analyse ce qui n'a pas fonctionné et essaies d'améliorer ces aspects que tu penses être à ta portée,

Renforce les aspects positifs de ta personnalité, et travaille pour bien te sentir avec toi-même au lieu d'être triste et angoissé. Surmonter une déception amoureuse dépend en grande partie du désir que nous avons de le faire et de la volonté avec laquelle nous y travaillions, n'oublie pas que plus tu t' efforce plus rapidement tu y parviendras.

Et surtout rappelles-toi : chaque étape en son temps. Il se peut que tu te sente très mal actuellement, mais cela passera, tu te sentiras progressivement mieux avec le temps, jusqu'à ce qu'arrive le moment où cette désillusion amoureuse sera derrière toi et que tu sois prête à commencer de nouveau. Crois et efforce-toi d'y parvenir.

Chapitre 9 : Des jeunes filles insensées

- **Délila, la philistine :**

Tu peux lire son histoire dans le livre des Juges au chapitre 16 versets 13à 21.

Pistes de réflexion :

- Qui était Délila pour Samson ? Que penses- tu de l'attitude de Délila envers son ami Samson ?
- Qu'est –ce qui a poussé Délila à trahir Samson ? voir verset 5.
- Comment procéder Délila pour atteindre son objectif ? Voir versets 13, 15 16 et 19 .
- Penses –tu qu'on peut trouver aujourd'hui des filles capables d'agir comme Délila ?

Retenons ceci :

Délila a laissé la cupidité envahir son cœur , pour de l'argent elle est prête à sacrifier toute valeur morale .

Délila a été l'instrument que les Philistins ont utilisé pour détruire le ministère et la vie de Samson le champion de Dieu.
Toi , tu es une jeune fille parfaite. REFUSES d'être l'instrument de Satan pour détruire le foyer, le ministère d'un homme de Dieu. Même s'il te supplie, ne cède pas car tu es la grande perdante au bout du compte ! il a déjà une femme et des enfants, ainsi qu'un boulot. Tu es juste un passe - temps, une distraction, or tu mérites mieux !

Ne te laisse pas dominer par l'amour de l'argent , la cupidité.
Dieu te jugera pour avoir détruit le ministère de son serviteur. Veux-tu t'exposer à la colère de Dieu ? Réfléchis er adopte la bonne attitude !

- **La fille d'Hérodiade :**

Tu peux trouver le récit de cette tragédie dans l'Evangile au chapitre 14verset 6 à 11.

Nous sommes en présence d'une famille qui vit dans le désordre. La mère vit ouvertement dans l'adultère avec le propre frère de son mari qui est le roi du pays.

Pistes de réflexion :

- Qui était cette fille et dans quelle situation se trouve –t- elle ?
- Était- elle obligée de faire ce que sa mère lui a demandé ? justifies ta réponse.
- Quelle la part de responsabilité de cette fille dans le meurtre de ce serviteur de Dieu ?
- Si tu étais à la place de cette jeune fille, que ferais-tu ?
- Une personne âgée que tu respectes te demande de faire quelque chose contraire à tes convictions, explique au groupe comment tu gères cette situation.

Retenons ceci :

Cette jeune fille s'est laissée manipuler par sa mère qui voulait se venger de Jean-Baptiste.
Cette jeune fille a été complice du meurtre de l'envoyé de Dieu.
Toi, tu es une jeune fille parfaite, ne participes pas au péché d'autrui !

- **Les filles de Lot :** tu peux trouver leur histoire dans le livre de la Genèse 19 :30 -38.

Pistes de réflexion :

- Quelle était la crainte de ces jeunes filles et quelle solution trouvent –elles ?
- Etait-ce la seule option pour résoudre ce problème ?
- Quelle a été la conséquence de ce que ces filles ont fait ?
- Peut-on rencontrer ce genre de situation aujourd'hui ? Discutes avec les autres.

Retenons ceci :

La famille de Lot ne vivait pas selon les principes de Dieu : pour avoir désobéi aux ordres de l'ange, sa femme s'est transformée en statue de sel
Ses filles imitent les pratiques des gens de Sodome en matière de sexualité.

- **Cozbi, la fille Madianite.** Tu peux trouver ce récit dans li Livre des Nombres au chapitre 25 ;4-15.

Pistes de réflexion :

- Dans quel contexte se passe la scène ? Qui était cette jeune fille et que faisait –elle ?
- Comment qualifies -tu le comportement de cette fille ?

- Peut-on rencontrer ce genre de fille aujourd'hui ? donner des témoignages si possible.

Retenons ceci :

Cette jeune fille est vraiment insensée, elle voit bien que tout le peuple est en deuil suite à la colère de Dieu qui a entrainé de nombreux morts.
Elle suit ce garçon sans réfléchir en méprisant les anciens du peuple et leur douleur
Son imprudence et son insolence lui ont coûté la vie.

" Inouï et incroyable ! Il y en a qui sont drôlement gonflés. La partie arrière de la tente servait de chambre à coucher, ce qui souligne bien les intentions de cet homme israélite. Il pousse l'impudence jusqu'à mener une fille madianite dans le camp même d'Israël, lieu de la présence divine. Pire encore, il semble qu'il soit passé devant le sanctuaire même afin de se rendre à sa demeure, puisque Phinéas, le fils du grand-prêtre, les a vus. Son acte purificateur n'était pas l'accomplissement d'un devoir officiel, mais l'inspiration subite d'une sainte indignation. En tout cas, il eut pour effet immédiat d'arrêter net le châtiment de Dieu, avant même que tous les coupables fussent exécutés."

Chapitre 10 : Des jeunes filles modèles

- **Rebecca , fille de Béthuel .**

Son histoire se trouve dans le premier livre de la Bible , la Genèse au chapitre 24.

Le vieux Abraham envoie son serviteur chercher une épouse pour son fils Isaac dans son pays d'origine. Apres avoir prié bien écouté les directives de son maitre Abraham il se rend en Mésopotamie dans une ville. Il arrive en fin d'après – midi et se tient au bord du puits là où toutes les femmes et les filles vont puiser de l'eau. Lisons la suite dans la Bible, Genese chapitre 24 les versets 13 à 22.

Plus tard, Rebecca va devenir l'épouse de Isaac le fils d'Abraham. Nous allons relever les qualités de Rebecca qui lui ont permis d'être choisie par Dieu.

Pistes de réflexion :

a. Relèves trois qualités de Rebecca qui te fascinent, tu peux relire le verset 16 pour t'aider.
b. Explique à ta voisine comment tu comptes imiter cet exemple de Rebecca.

Retenons ceci :

Rebecca avait conservé sa virginité et sa pureté malgré sa grande beauté. Elle a certainement été abordée par des jeunes garçons ou des hommes âgés, mais elle a décidé de rester fidèle en obéissant à Dieu . Qu'en est -il de toi ?

Rebecca était travailleuse, courageuse. Elle n'était pas obligée d'aller puiser l'eau au puits puisque ses parents avaient des serviteurs et des servantes.

Rebecca était polie, respectueuse , serviable , humble et hospitalière. Tu peux trouver d'autres qualités. Demandes à Dieu de t'aider à ressembler à Rebecca, confesses –lui tout ce que tu as fait et qui est contraire à l'exemple de Rebecca.

- **Les 5 filles de Tselophchad**

Tu peux trouver ce texte dans le livre des Nombres chapitre :2 à 10.

Pistes de réflexion :

- Qui sont ces jeunes filles et quel est leur problème ?

- Comment ces jeunes filles procèdent –elles pour réclamer ce qu'elles considéraient comme étant leur droit ?
- Quel a été le résultat de leur démarche ?
- Comment réagis –tu face à ce que tu considères comme une injustice ?

Retenons ceci :

Ces filles sont audacieuses, elles ont le courage d'aller réclamer l'héritage de leur père malgré la loi !

Les cinq filles de Tselophchad se considéraient comme déshéritées, n'ayant ni père ni frère pour recevoir une possession, parmi Israël. Elles avaient la foi en la Parole de l'Éternel, étant convaincues qu'elles auraient part, au temps convenable, au partage des terres du pays ;

Leur démarche est un véritable exemple de modestie, exempt de tout murmure ou de mécontentement. Elles demandèrent en toute simplicité à posséder une portion de terrain, dans le pays de Canaan.

Grace à leur démarche audacieuse, la loi qui empêchait les femmes à bénéficier de l'héritage de leur père a été remplacée par une nouvelle loi favorable à la femme.

Pratique : pense à une situation dans ta famille, ton quartier , à l'église ou dans ton école, réfléchis et vois comment tu peux apporter des changements durables.

- **Myriam, la sœur de Moise**

Dans notre texte d'aujourd'hui nous sommes en présence de trois figures féminines qui sont :

- La mère de Moise
- La sœur de Moise
- La fille de Pharaon.

Chacune a joué un rôle déterminant dans la vie de Moise , le libérateur du peuple de Dieu de l'esclavage égyptien.

Nous allons nous intéresser aux deux dernières personnes : Myriam la sœur de Moise et la fille de Pharaon.

Pistes de réflexion :

- Quel genre de relation existait entre Myriam et sa mère Jockebed ?
- Pourquoi la mère de Moise prend –elle le risque de confier une mission aussi délicate à une jeune fille comme Myriam ?

- Quelles sont les qualités qui ont permis à Myriam de réussir sa mission ?
- Quelles sont les qualités de la fille de Pharaon qui ont fait qu'elle a pris soin de Moise comme son propre enfant ?

Retenons ceci :

Myriam était une jeune fille polie et respectueuse qui aidait sa maman dans les tâches ménagères. Comme elle était toujours à coté de sa mère, elle connaissait et partageait ses soucis.
Myriam était discrète, obéissante, humble et courageuse, elle a pu ainsi convaincre la fille de Pharaon qui a accepté sa proposition

La fille de Pharaon a un grand cœur, elle a compassion des personnes en détresse, elle est humble et gentille . Elle n'utilise pas sa position sociale pour brimer les faibles.

Quelles leçons peux –tu tirer de la vie de ces deux jeunes filles ?

Marie de Nazareth.

Evangile selon Luc chapitre 2 verset 26 à 39.

Pistes de réflexion :

- Qui était Marie ? Que lui est –il arrivé ?
- Quelles sont les qualités de Marie que tu aimerais avoir ?
- Explique à ta voisine comment tu comptes faire pour avoir ces qualités.

Retenons ceci :

Marie était une jeune fille vertueuse, elle a gardé sa virginité : aucune homme n'avait couché avec elle, même pas Joseph son fiancé ! ils attendaient le jour du mariage.
Marie était une jeune fille travailleuse, courageuse et polie
Marie aimait le Seigneur et connaissait la parole de Dieu (voir son cantique au chapitre 1 verset 46 et suivant).
Marie était humble et discrète : elle savait discipliner sa langue, n'a pas divulguer les paroles reçues de Dieu.

Bien qu'elle soit pour nous un modèle , Marie reste un être humain pécheur qui a besoin de recevoir Jésus comme son sauveur personnel afin d'avoir la vie éternelle.

Chapitre 11 : Méditation de la Parole de Dieu

Pour bien méditer la parole de Dieu :

S'installer dans un lieu favorable. Respecter un moment de silence qui favorise l'atmosphère de recueillement propice à la lecture et à la méditation de la Bible.

Prier, même brièvement, pour demander à Dieu le secours de son Esprit. Pourquoi ne pas le faire avec une strophe du psaume 119 ?

Lire le passage du jour. Si on peut en prendre le temps, une seconde lecture dans une autre traduction sera souvent profitable. Méditer un texte biblique suppose une démarche interactive en quatre temps:

1. D'abord, il s'agit d'**observer** le texte. Tant de détails nécessaires à sa compréhension peuvent passer inaperçus!
2. Ensuite, il s'agit de le **comprendre**, c'est-à-dire de découvrir ce qu'il voulait dire à ses premiers destinataires.
3. Puis, une fois le sens dégagé, il s'agit de **réfléchir** à la manière dont le texte doit être appliqué: comment il peut devenir une parole pour moi aujourd'hui.
4. Enfin, il est impensable de ne pas répondre à la parole que Dieu nous a adressée, c'est pourquoi, méditer c'est aussi **prier**.

Observation

1. De qui ou de quoi me parle ce texte?
2. S'il s'agit d'un récit, ai-je bien identifié tous les personnages et observé le déroulement de l'action ?
3. S'il s'agit d'un écrit prophétique ou de sagesse, d'un psaume ou d'une épître, est-ce que je peux dire en une phrase de quel sujet il est question ?
4. Y a-t-il dans ce passage quelque chose que je n'ai trouvé nulle part ailleurs dans la Bible ?

Explication

5. Quelle est la lecon principale qui se dégage de ce texte ?
6. Quel effet devait-il produire sur ses premiers destinataires ?
7. Ce passage m'enseigne-t-il quelque chose sur Dieu: Le Père, le Fils ou le Saint-Esprit ?
8. M'enseigne-t-il quelque chose sur l'être humain ?
9. Y a-t-il un autre texte biblique qui pourrait m'aider à comprendre celui-ci ?

Application

10. M'aide-t-il à comprendre une situation que je vis ou qui se déroule dans mon entourage ?
11. Me donne-t-il un exemple à suivre ou à ne pas suivre ?
12. Comment vais je prier après l'avoir médité ?

13. Y a-t-il dans ce texte quelque chose qui me choque ou que j'ai de la peine à accepter?
14. Y a-t-il un ordre auquel je devrais obéir ou une invitation à changer ma façon de penser ou d'agir ?
15. Est-ce que je peux puiser dans ce passage un encouragement ou une promesse ?
16. Y a-t-il une parole dont je puisse faire un mot d'ordre pour aujourd'hui ?

Prier

C'est le moment de prier. Pourquoi ne pas le faire un crayon à la main ? Pour noter les conclusions qui m'engagent et qu'il faudra me rappeler régulièrement mais aussi les préoccupations qui viennent troubler ma méditation et que je ne veux pas oublier: promesses à tenir, tâches à accomplir; personnes à contacter.

Source:
Ligue pour la Lecture de la Bible

LA BIBLE : son importance dans la vie du Chrétien.

La vérité est indestructible! Et Dieu nous donne la vérité par sa Parole révélée dans la Bible.
Donner à la Parole de Dieu une place importante dans sa vie est vitale, car spirituellement: elle nous nourrit, elle nous protège, elle nous guérit et nous affranchit.

La Parole de Dieu nous nourrit

La Bible est particulière, elle ne se lit pas comme un roman. Elle peut parler à chacun d'entre nous différemment, à différentes phases de notre vie. Elle peut nous révéler des Paroles qui peuvent créer des changements en nous. Car Dieu pose une semence (la Parole) dans notre terre (notre âme). Et lorsque celle-ci croît grâce à notre foi, elle donne lieu à des fruits (qui sont la délivrance, la conversion ou la santé).

Lire la Bible avec la conscience que Dieu nous parle à travers elle, c'est se nourrir de Dieu.

Dieu n'a t'il pas dit:
« L'homme ne vivra pas de pain seulement, mais de toute parole qui sort de la bouche de Dieu » Matthieu 4:4.
« Jésus leur dit: C'est moi qui suis le pain de la vie. Celui qui vient à moi n'aura jamais faim et celui qui croit en moi n'aura jamais soif » Jean 6:35

« Désirez ardemment comme des enfants nouveau-nés, le lait pur de la parole afin que par lui, vous croissiez pour le salut » 1 Pierre 2:2

Lire la Bible trop rapidement, en la survolant ne permet pas de bénéficier de la richesse contenue par les paroles du Seigneur. Dans un sens, c'est gâcher son potentiel et passer à côté de quelque chose de si important.

Au niveau mondial, l'effet de la Parole de Dieu est si puissante qu'elle fait aussi bénéficier les non-croyants de la qualité de son Esprit qui sont liberté, égalité, respect, amour (même si ceux-ci ne reconnaissent pas pour autant la source de ces bienfaits). N'oublions pas que la Bible a largement inspiré des textes constitutionnels comme la déclaration des droits de l'Homme en France.

La Parole de Dieu nous protège

Les messages apportés dans la Bible sont des réponses gagnantes contre le diable. Lorsque l'Ennemi a voulu tenté Jésus Christ dans le désert, Jésus s'est basé sur la Parole et il lui a rétorqué à trois reprises: « il est écrit… »
La Parole est la base légale sur laquelle ni le diable, ni aucune puissance existante ne peut avoir le dessus: elle est parfaite et indestructible.

La protection se fait aussi par la prévention. Car la Parole est sagesse et intelligence, et elle les transmet à quiconque l'écoute et la met en pratique.
« La crainte de l'Éternel est le commencement de la sagesse; tous ceux qui pratiquent ses préceptes auront une bonne intelligence. » Psaume 111:10
« La révélation de tes paroles éclaire, Elle donne de l'intelligence aux simples » Psaume 119:130
En d'autres termes, lorsque l'on observe les préceptes de Dieu, le mal ne peut pas nous atteindre.

La Parole de Dieu nous guérit

Elle préserve notre santé par l'intelligence et la sagesse qui dicte un comportement raisonné et sain.
« Mon fils, prête attention à mes paroles; tends l'oreille à mes discours. Qu'ils ne s'éloignent pas de tes yeux; garde les au fond de ton coeur; car ils sont vie pour ceux qui les trouvent, santé pour tout leur corps. » (Proverbe 4v20)

Par la foi, elle déclenche la puissance de Dieu pour guérir les corps et les âmes:
« Il envoya sa parole et les guérit, il les délivra de leurs infections » (Psaume 107 v20)

Elle a le pouvoir de guérir notre désespoir par l'espérance.

La Parole de Dieu nous affranchit

Elle nous rend libre de toute servitude, tout esclavage et des mauvais comportements.
« vous connaîtrez la vérité, et la vérité vous affranchira. » Jean 8:32
« C'est pour la liberté que Christ nous a affranchis. » Galates 5:1

Dans la Bible, sont mentionné tout ce que Dieu nous a promis. Dieu est Vérité et il nous dit que ses promesses se réaliseront tôt ou tard dans notre vie.
« Et c'est ainsi qu'Abraham, ayant persévéré, obtint l'effet de la promesse » Hébreux 6:15

La pratique de la Parole

Bien connaître la Bible est essentiel mais cela reste encore théorique. La théorie trouve son accomplissement dans la pratique. Il faut donc agir et pratiquer le Bien par de bonnes œuvres. C'est une pratique spirituelle qui portent des fruits et qui est d'utilité publique.
« Cette parole est certaine, et je veux que tu affirmes ces choses, afin que ceux qui ont cru en Dieu s'appliquent à pratiquer de bonnes œuvres. Voilà ce qui est bon et utile aux hommes. » Tite 3:8-9

Einstein, physicien de génie disait justement:
« La connaissance s'acquiert par l'expérience, tout le reste n'est que de l'information. »
Cela revient à l'enseignement de Jésus qui dit: « la lettre tue, l'Esprit vivifie. 2 Corinthiens 3:6

La Bible ne doit pas être que de l'information, elle se vit par l'expérience de la pratique. Ça n'est qu'ainsi que l'Esprit peut faire son oeuvre à travers nous.

Chapitre 12 : TRUCS ET ASTUCES.

Comment faire du savon maison à la carotte ?

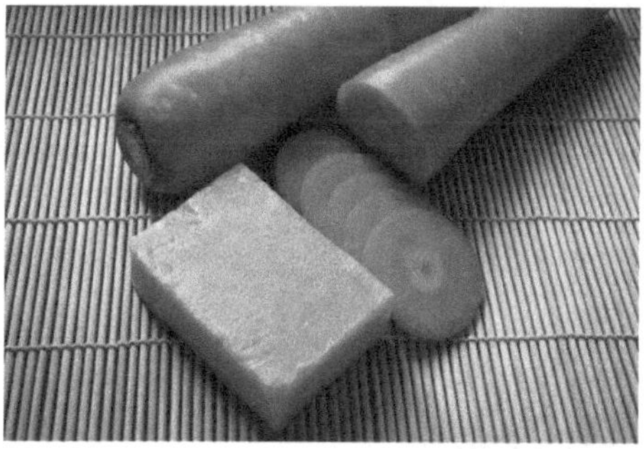

Le savon est l'un de ces produits d'hygiène beauté qui ne peuvent manquer, sous aucun prétexte, à notre vie de tous les jours.

Il nous aide à retirer toutes les saletés et les impuretés qui s'accumulent sur notre peau, et qui peuvent être responsables des mauvaises odeurs corporelles.

De nos jours, ce produit se trouve dans n'importe quel commerce, sous différentes étiquettes, différentes formes, différentes tailles ou différents arômes.

Cependant, la plupart de ces savons sont fabriqués avec des produits chimiques qui peuvent altérer le pH naturel de la peau et déséquilibrer ses huiles naturelles, et qui entraînent bien souvent des altérations cutanées.

Pour éviter les risques liés à l'utilisation de savons chimiques, il existe des alternatives naturelles qui vont vous permettre de nettoyer votre peau et de lui apporter des nutriments, pour prendre soin d'elle au quotidien. Nous allons vous présenter le savon maison à la carotte et au miel, qui associe à merveille les propriétés de ces deux ingrédients.

C'est un excellent nettoyant facial et corporel, qui ne contient aucune substance chimique agressive.

Les bienfaits du savon maison à la carotte

L'association de la carotte, du miel d'abeille et d'autres ingrédients naturels permet à ce savon d'avoir une puissante action anti-âge et d'être hydratant.

Il est idéal pour les peaux qui ont tendance à souffrir d'acné et qui peuvent également être victimes de sécheresse.

Ce savon a des propriétés antioxydantes qui contribuent à soigner les cellules endommagées et à limiter l'impact négatif des radicaux libres sur le corps, des éléments qui sont les principaux responsables du vieillissement.

La carotte, son ingrédient principal

L'ingrédient actif de ce savon maison est la carotte, connue depuis de nombreuses années pour ses multiples bienfaits pour la peau.

La carotte est très riche en eau et en vitamines, **ce qui lui permet d'avoir de surprenantes facultés pour restaurer le pH de la peau**.

Elle permet également de lutter contre l'accumulation de graisses et contre l'acné.

De plus, les vitamines, les minéraux et les antioxydants qu'elle contient accélèrent le processus de guérison de la peau, et réduisent l'aspect des cicatrices.

Comment préparer ce savon à la carotte ?

Le savon maison à la carotte est très facile à préparer, et les ingrédients qui le composent sont relativement économiques, et se trouvent facilement dans le commerce.

La couleur du savon peut varier selon la qualité de chacun de ses ingrédients.

Ingrédients

- 300 ml d'huile de coco
- 400 ml d'huile d'olive
- 100 ml d'huile d'amande
- 200 ml d'eau de cuisson des carottes
- 100 g de carottes en purée
- 110 g de soude caustique
- ½ cuillerée de miel pur
- 10 gouttes d'huile essentielle de carotte

Préparation

Avant de commencer à préparer ce savon maison, **assures-toi d'utiliser de bons gants** et d'être dans un espace adapté à la manipulation des ingrédients précités. N'utilises que des ustensiles en bois.

- **Étape 1.** Mets les 100 grammes de carotte à bouillir dans un récipient contenant de l'eau.

Lorsqu'elles sont bien molles, sortes-les de la casserole et écrass-les à l'aide d'une fourchette.

- **Étape 2.** Dans un récipient à part, **verse la purée de carottes et les 200 ml d'eau de cuisson que tu as réservé.**
- **Étape 3. Ajoute la soude caustique, en faisant bien attention.** Mélange doucement le tout à l'aide d'une cuillère en bois. Laisse reposer quelques minutes.
- **Étape 4.** Ensuite, commence à **ajouter à ce mélange l'huile de coco, l'huile d'olive, le miel et les gouttes d'huile essentielle de carotte.**
- **Étape 5.** Remue bien le tout avec la cuillère en bois. **remarque que la consistance du savon est en train de devenir plus épaisse.**
- **Étape 6.** Mets ce mélange dans des jolis moules pour donner plusieurs forme à vos savons, **et laisses-les durcir pendant au moins deux jours avant de les utiliser.**

Tu aras un savon qui ne contient pas de produits chimiques, seulement des ingrédients bénéfiques pour la peau.

Tu peux l'utiliser tous les jours pour nettoyer ton visage, **ou l'adopter pour remplacer votre savon corporel. Garde ce savon dans un endroit sec.**

Pâte à crêpes : la meilleure recette

Ingrédients

/ pour 4 personnes

- 500 g de farine
- 2 oeufs
- 1/2 l de lait caillé
- 1 pincée de sel
- 3 cuillères à soupe de sucre
- 50 g de beurre fondu ou 2 cuillerées à soupe d'huile
- 1 sachet de sucre vanille
- 1 sachet de levure chimique

Préparation

Mettre la farine tamisée dans un récipient creux avec le sel, la levure et le sucre. Faire un puits au milieu et y verser les oeufs légèrement battus à la fourchette. Commencer à incorporer doucement la farine avec une cuillère en bois. Quand le mélange devient épais, ajouter le lait froid petit à petit, on peut utiliser un fouet mais toujours doucement pour éviter les grumeaux.

Quand tout le lait est mélangé, la pâte doit être assez fluide, si elle vous paraît trop épaisse, rajouter en peu de lait. Ajouter ensuite le beurre fondu et le sucre vanille, mélanger bien.

Cuire les crêpes dans une poêle chaude légèrement graissée . Verser une petite louche de pâte dans la poêle, faire un mouvement de rotation pour répartir la pâte sur toute la surface, poser sur le feu et quand le tour de la crêpe se colore en roux clair, il est temps de la retourner. Laisser cuire environ une minute de ce côté et la crêpe est prête.

Bon appétit !

Gâteaux au four sans four !

Pour avoir un four de circonstance, il te faut :

- Un fourneau avec du charbon de bois
- Une marmite avec un couvercle

Du gravier ou des petites pierres lisses

Comment faire ?

Tu mets le charbon dans le fourneau et tu allumes le feu.

Tu dépose sur ce feu ta marmite contenant les petites pierres (les pierres restent au fond de la marmite).

Tu couvres pour laisser les pierres devenir chaudes.

Tu vas y déposer le moule contenant ton gâteaux. En mi-cuisson, tu dépose quelques braises sur le couvercle pour que le dessus du gâteaux soit aussi doré.

Beignets super (6 personnes)

Ingrédients :

2 œufs moyens
3 cuillerées à soupe de sucre roux
1 sachet de sucre vanille
1 demi sachet de levure chimique
1 pincée de sel
250g de farine tamisée
125 ml de lait
1 grande cuillerée de zeste de citron.

Demi litre d'huile pour la friture.

Préparation :

1. Mélanger les œufs, le sucre et le sel pendant 5mn
2. Diluer la levure chimique dans un peu d'eau tiède
3. Ajouter la farine, le sucre vanille, la levure et le zeste
4. Bien mélanger le tout . la pâte doit être liquide et ferme.
5. Dans une poêle contenant de l'huile tiède, dépose des petits tas avec une cuillère.
6. Retirer les beignets dorés et bon appétit !

En guise de conclusion

Que retenir à la fin de ce manuel préparé pour les adolescentes et jeunes filles ?

Certes, la jeunesse est une période délicate de la vie de tout être humain. C'est la période des grands choix qui seront parfois déterminants pour toute la vie.

Être une jeune fille de nos jours , c'est faire face à de nombreux défis sans savoir quelle attitude adopter.

A travers ce manuel nous avons juste proposé quelques pistes résultant de nos propres expériences et des nombreux échanges avec les jeunes filles et les mères.

Nous ne prétendons pas avoir la solution à tous les défis auxquels les jeunes filles sont confrontées, loin de là !

A travers ce manuel, nous apportons notre contribution , comme une lanterne ,pour orienter , avertir les adolescentes et jeunes filles.

Quant aux parents et tuteurs, ils y trouveront eux aussi des inspirations pour mener à bien leur noble et passionnante mission envers la jeune fille.

Nous restons ouverts à toute formes de suggestions utiles pour améliorer cette œuvre afin qu'elle réponde mieux aux aspirations de jeunes cœurs assoiffés de liberté.

REMERCIEMENT

Nous tenons à exprimer notre profonde gratitude au Seigneur Jésus-Christ, principale Source de notre inspiration et motivation

Merci à toutes ces adolescentes et jeunes filles qui nous ont fait confiance et qui ont partagé leurs préoccupations et leurs joies

Merci aux Mamans à Genoux, aux membres et amis de l'ONG Femme Lumière Vie et tous nos partenaires.

Merci aux bonnes volontés qui ont lu et corrigé le manuscrit.

Merci aux responsables de jeunes de l'Alliance Chrétienne qui ont eu la noble idée de se pencher sur la question féminine en mettant sur pieds la plate -forme réservée aux adolescentes et jeunes filles.

Merci infini à toutes les Mères, tutrices et éducatrices des adolescentes et jeunes filles.

Merci particulier à Olga Cecan qui a accepté de publier gracieusement ce manuscrit.

Que Dieu bénisse richement l'œuvre de ses mains !

Sites utiles :

www.Top chrétien

www. Tajeunesse.com

www.Toutpoursagloire.com

www.jw.org

www.biglove.org

FSC
www.fsc.org
MIX
Papier | Fördert gute Waldnutzung
FSC® C083411

Kolibri 360 GmbH
Ferdinand-Jühlke-Straße 7
99095 Erfurt, Deutschland
produktsicherheit@kolibri360.de

Druck:
CPI Druckdienstleistungen GmbH
im Auftrag der
Kolibri 360 GmbH
Ferdinand-Jühlke-Str. 7
99095 Erfurt